Für Paul und Selia
Für Claire

Namiah Bauer

# Freudensprung

Wie das Wunschkind
leichter zu dir kommt

Ein Kinderwunsch-Ratgeber
für Frauen und Paare

© 2017 tao.de in J. Kamphausen Mediengruppe GmbH, Bielefeld

Autor: Namiah Bauer
Lektorat, Korrektorat: Susanne Sperlich, www.lichtblicktext.de
Illustration Cover: Ulrike Hirsch, www.ulrike-hirsch.de
Grafik und Gestaltung: Karin Frauenfelder, www.grapx.ch

Verlag: tao.de in J. Kamphausen Mediengruppe GmbH, Bielefeld
ISBN Paperback: 978-3-96051-556-2
ISBN Hardcover: 978-3-96051-557-9
ISBN e-Book: 978-3-96051-558-6
Printed in Germany

Das Werk, einschließlich seiner Teile, ist urheberrechtlich geschützt.
Jede Verwertung ist ohne Zustimmung des Verlages und des Autors
unzulässig. Dies gilt insbesondere für die elektronische oder sonstige
Vervielfältigung, Übersetzung, Verbreitung und öffentliche Zugäng-
lichmachung.

## INHALTSVERZEICHNIS

Vorwort ........................................................ 7

| | | |
|---|---|---|
| 1 | Das Buch | 9 |
| 2 | Zeit für Veränderung | 13 |
| 3 | Mein Weg | 17 |
| 4 | Hunger nach Leben | 20 |
| 5 | Ein Blick nach oben | 25 |
| 6 | Kinderseelen | 32 |
| 7 | Mut zu neuem Bewusstsein? | 39 |
| 8 | Gedankenpower | 44 |
| 9 | Himmel und Erde | 52 |
| 10 | Zwei im gleichen Boot | 58 |
| 11 | Weiblichkeit in Freude | 64 |
| 12 | Wortzauber | 75 |
| 13 | Seele trifft Kinderwunschklinik | 78 |
| 14 | Mama mit Kinderwunsch | 84 |
| 15 | Besser schweigen... | 93 |
| 16 | Eingenistet | 97 |
| 17 | Wieder weg | 103 |
| 18 | Seelenkommunikation | 108 |
| 19 | Zarte Begleitung | 116 |
| 20 | Goldener Raum | 121 |
| 21 | Unsere Mütter im Leben | 127 |
| 22 | Muttermilchgefühl | 133 |
| 23 | Berührung | 138 |
| 24 | Dein Kind möchte gesehen werden | 142 |
| 25 | Liebe sieht Wunder | 149 |
| 26 | Zeit für Liebe – das 21 Tage-Programm | 155 |
| 27 | Mutmacherin | 167 |
| 28 | Bereit für den Neustart... | 178 |

| 29 | Der Klang der Seele ruft: Wunschbaby | 185 |
|----|--------------------------------------|-----|
| 30 | Glücklich warten | 192 |
| 31 | Und wie weiter? | 197 |

Anhang

| Empfehlungen | 199 |
|--------------|-----|
| Buch-Inspirationen | 208 |
| Danke | 209 |
| Veranstaltungen von Namiah Bauer | 211 |
| Über die Autorin | 212 |

# Vorwort

KLEINE, GROSSE, BUNTE MURMELN KULLERN
FREUDIG IN DEIN LEBEN.
MAL WIEDER KIND SEIN UND LACHEND
AUF DEN BODEN FALLEN.
BRAUSELOLLIS LUTSCHEN,
AUF DEN BÄUMEN SITZEN UND
ABENTEUER ERLEBEN.
DIE TÜREN DES SPIELPARADIESES SIND GEÖFFNET:
FÜR DICH UND DIE FUNKELNDEN LICHTER AM HIMMEL,
DIE DARAUF WARTEN,
ENDLICH NACH HAUSE ZU KOMMEN.

Mach's freudig! Mach's leicht!
Das lieben die Kinder und rutschen mit Sicherheit lieber
auf diese Weise ins Leben.

Natürlich weiß ich, dass die Kinderwunschzeit kein Spiel
ist, die Babys nicht hergezaubert werden, und dass eine
medizinische Unterstützung notwendig ist. Doch warum
das Ganze nicht einmal anders sehen?

Wir Erwachsenen haben zwar einen Plan, wie das Leben
funktionieren soll, aber den Kinderseelen gefällt er
manchmal nicht. Sie zeigen uns sehr deutlich, dass sie

sich nicht in eine Form und in einen Zeitplan pressen lassen.

Daher hat ein Teil in mir mit Kinderaugen geschrieben und wiederholt damit immer wieder die Aufforderung: Wenn du eine Seele in dein Leben einladen möchtest, entdecke zuerst das Kind in dir, lerne wieder zu spielen, verrückte Dinge zu tun. Kennst du das Pulsieren im ganzen Körper, Freudenkribbel, der dich zum Lachen bringt, wenn du die Vernunft beiseitelegst?

Leben heißt: mit allen Sinnen alles, was uns täglich umgibt, zu genießen und zu lieben! Wie oft höre ich: Wenn ich doch genug Zeit, Geld, Talent... hätte, dann würde sich mein Traum erfüllen. Wir suhlen uns lieber im Mangel, als die Schätze zu sehen, die uns bereits umgeben. Die Kinder sind die besten Lehrer, keiner kann uns besser zeigen als sie, wie wir die Fülle in unserem Leben wiederentdecken und kinderleicht empfangen.

Ich weiß, dass viele Paare ihren Wunsch mit einer klaren Linie im Kopf verfolgen, doch schlummert in dir nicht auch die Sehnsucht, einfach auszubrechen und die eingetretenen Pfade zu verlassen? Ich lade dich ein, deinen Plan einmal kurz beiseite zu legen und dich zu öffnen...

Hör mir zu. Hör dir selbst zu.
Und empfange neues Leben...

**1** FÜR DIE FUNKELNDEN LICHTER AM HIMMEL,
DIE DARAUF WARTEN ENDLICH NACH HAUSE ZU KOMMEN.

## Das Buch ist...

... für dich, die sich sehnlichst ein Kind wünscht.
Du bist nicht alleine, mit dir fühlen Millionen Frauen
den gleichen Schmerz.

... für die Mütter, die nicht erneut schwanger werden.
Ich kenne das verzweifelte Warten.
In dir wohnt ein Gefühl, dass du nicht mehr abstellen
kannst und dein ganzes Leben bestimmt – der
Wunsch nach einem weiteren Kind.

... für die Kinder, die noch Seelenlichter im Himmel
sind, und nur darauf warten auf die Erde eingeladen
zu werden.

... und natürlich für alle Männer, die dieses Buch bei
ihren Frauen entdecken.

Schön, dass du da bist und mein Buch
in den Händen hältst.

Es kann für eine Zeit dein persönlicher Begleiter sein.
Magisch, wie Bücher aus dem nichts auftauchen können,
im richtigen Moment das Leben verändern und gleichzeitig die Hoffnung geben, eine schwierige Situation zu

meistern. Möge aus meinen Worten genau das zu dir fließen, was du gerade brauchst.

Ich bin Mutter und Kinderwunschfrau, sieben Jahre war-
tete ich vergeblich auf mein Baby, daher bin ich bestens
vertraut mit allen emotionalen Tiefflügen. Ich weiß, dass
die Kinderwunschzeit verdammt einsam machen kann.
Doch ich versichere dir: In dieser Zeit gibt es viel mehr zu
entdecken als Eisprung-Sex und zu wenige oder zu lang-
same Spermien.

Aus meinem Traum nach einem dritten Kind hat sich meine Berufung entwickelt: Ich bin Kinderwunschbegleiterin
und verstehe die Sprache der Kinderseelen. Ich gebe das
weiter, was aus dem Himmel auf die Erde transportiert
werden möchte, damit eine Verbindung entstehen kann
– damit Eltern und Kinder auf der Erde zusammenfinden.
Alles, was du liest, ist meine Geschichte, kombiniert mit
den Erfahrungen aus meiner Arbeit. Die verschiedenen
Perspektiven, aus denen ich berichte, helfen dir, umzu-
denken, den Blickwinkel zu verändern und die eigene
Welt größer zu machen. Du findest in den einzelnen Kapiteln immer wieder Übungen und Inspirationen, denn
es ist gut für dich, wenn du Gelesenes gleich in die Praxis
umsetzt. Wenn du Lust hast, dann mach die Übungen
auch außerhalb der Kapitel, wann immer dir danach ist.

Und noch etwas möchte ich dir mit auf den Weg geben:
die Erfahrungen anderer Frauen. Hinter einzelnen Kapiteln findest du Mutmacher-Portraits von Frauen, die sich
täglich mit ihren Herzensthemen Familie, Kinder, Mütter
beschäftigen und ihren Wünschen und Sehnsüchten folgen.

Hilfreich ist es, wenn du dir ein schönes Notizbuch kaufst, die Gefühle, Gedanken und Erlebnisse aufschreibst, dein persönliches «Erfüllungsbuch» entstehen lässt.

Mit einem unerfüllten Kinderwunsch kommst du nicht daran vorbei, dich mit den medizinischen Fakten auseinanderzusetzen – doch es gibt noch mehr: eine ganz feine Ebene, die dir noch fremd ist, nun aber entdeckt werden möchte. Ich meine die Welt der Kinderseelen, die nur übers Herz fühlbar ist. Bisher hast du den Kinderwunsch mit dem Kopf gesteuert und bist wahrscheinlich gar nicht auf die Idee gekommen, den Blickwinkel zu verändern. Doch falls du schon lange kinderlos bist, wäre jetzt der Zeitpunkt, um dich dieser neuen Welt zu öffnen. Stell dir vor, dass du sie bisher nicht erkennen konntest, weil die Gläser deiner Brille extrem verschmutzt waren. Diese werden geputzt und du bekommst einen klaren Blick auf all das, was bisher hinter einem Schleier für dich verborgen blieb. Ich werde dich im Laufe der Kapitel in die Seelenwelt mitnehmen und ein Stück mehr dort eintauchen lassen. Vertraue mir, es ist möglich und macht Freude.

Meine Erfahrung ist, dass ein langanhaltender Kinderwunsch Paare auffordert, die Kursrichtung zu ändern, um sich und dem Leben neu zu begegnen. Das mag am Anfang anstrengend sein, ist jedoch eine große Chance, den Körper in seiner Fülle und Schönheit neu kennenzulernen, was im aktuellen Mangelzustand gerade nicht mehr möglich ist.

Ich beschreibe eine ganzheitliche Sicht dieses Themas. Mein Wunsch ist, dass sich Reproduktionsmedizin, alternative Methoden und die Seelenwelt verbinden für ein gemeinsames Ziel: Viele Kinder finden den Weg zu ihren Eltern.

Ich möchte wach machen für Spiritualität im Alltag, was nicht bedeutet, «auf Engelsflügeln durch die Welt zu schweben». Ganz im Gegenteil: Mir geht es um mehr Bewusstsein für Körper, Geist und Seele und die Fähigkeit, dabei trotzdem mit beiden Beinen auf der Erde zu stehen. Ein lang ersehnter Kinderwunsch ist so, als ob viele kleine Puzzlesteine zusammengelegt werden wollen, leicht und spielerisch – aber mit viel Geduld!

Ich gebe dir die Anleitung, um die Steine zu finden, die du gerade gar nicht siehst, weil du mit einem Tunnelblick unterwegs bist und rechts und links nichts mehr wahrnimmst.

Bist du bereit für einen neuen Weg?
Weit weg vom Verstand und dafür mitten ins Herz?

Dann folge mir gerne in die feine und freudige Welt der Kinderseelen.

In Liebe,
Namiah

## 2 JETZT! BEGINNE EIN NEUES KAPITEL, ES KÖNNTE DAS AUFREGENDSTE SEIN, DAS DU JE GELESEN HAST.

# Zeit für Veränderung

Let's talk... und zwar ganz dringend.

Immer noch ist Kinderwunsch ein Thema, über das lieber geschwiegen wird. Wer nicht selbst betroffen ist, der weiß gar nicht, welche Hölle ein Paar mit langem Kinderwunsch durchläuft. Ich denke auch an all die Frauen, die eine Fehlgeburt hatten, über die Trauer wird gerne hinweggesehen. Und Frauen mit einem Schwangerschaftsabbruch reden aus Scham nicht und verdrängen das Erlebte lieber.

Aus Erfahrung weiß ich, dass wir lieber versuchen, alleine klarzukommen, den Schmerz und die Trauer möglichst weit wegzuschieben.
Tatsächlich gibt es in Deutschland über 2 Millionen Kinderwunschpaare, eine Zahl, die danach ruft, angeschaut zu werden. Mittlerweile wimmelt es im Netz von Kinderwunschforen und Tipps, wie du endlich schwanger werden kannst, doch wer schaut auf dein Herz?

Als ich nach sechs Monaten immer noch nicht schwanger war, fing ich an, im Internet zu recherchieren. Als zweifache Mutter war ich völlig ahnungslos, dass es so viele Kinderwunschpaare gibt. Ich bin aus dem Staunen gar nicht mehr rausgekommen. Zuerst war ich sogar erleichtert: Ich bin nicht alleine, da sind noch Tausende von anderen Frauen, die das Problem mit mir teilen. Ich las alles im Netz, was ich nur finden konnte und loggte mich in Kinderwunsch-Foren ein. Was mir jedoch auffiel, war, dass es nur um Eisprung, Zyklus etc. ging. Die Frauen, die schon mehrere IVFs hinter sich hatten, waren bestens vertraut mit dem Fachjargon. Das war mir sehr fremd und wieder war die Einsamkeit da. Aber ich fühlte: Da gibt es bestimmt noch mehr!

Oft geben sich die Frauen die alleinige Schuld und laufen mit dieser Zentnerlast durchs Leben. Kein gut funktionierender Eisprung, Zysten, verklebte Eileiter, die Liste mit all dem, was nicht stimmt, könnte noch richtig lang werden. Die negativen Gedanken nehmen schnell überhand und werden zu düsteren Wolken vor den Augen – du bist blind für die schönen und leichten Dinge im Leben.

Vermutlich bist du bisher deinen Weg nach Plan gegangen, gesteuert von deinem Willen, deine Sehnsucht nach einem Kind zu erfüllen. So hat es aber nun nicht geklappt, der innerliche Stress ist eher größer geworden.
Das Leben fordert dich auf, genauer hinzuschauen, oder willst du weiter als «halbwertige Frau», durchs Leben laufen, die nur einen Gedanken im Kopf hat: Ich bin eine Versagerin?

Die Boulevardzeitungen nähren dieses Gefühl täglich: Da sehen wir die wunderschönen, gestylten Promis, die Frauen aus den Königsfamilien, die ihren Traumprinzen fanden und jetzt krönt ihre Liebe auch noch ein Baby. Die schwangere Arbeitskollegin, die du jeden Tag im Büro triffst, Freundinnen, die nacheinander schwanger werden. Und alle sind glücklich und die ganze Welt ist entzückt.

Ja, das tut entsetzlich weh. Ganz ehrlich, auch ich hätte platzen können vor Neid und hasste meinen Körper abgrundtief, weil er nicht so funktionierte, wie ich wollte. Als Betroffene brauchte ich viele Jahre, um wirklich zu verstehen, was denn eigentlich hinter meinem Wunsch steht. Ich wurde zu meiner eigenen Lebensforscherin, deckte in detektivischer Kleinarbeit auf, entblätterte bis zum Grund und heilte Seelenwunden. Irgendwann stand ich vor der Entscheidung: Möchte ich weiter die Gefangene in meinem eigenen Sumpf sein, oder entscheide ich mich, meine Weiblichkeit auf andere Weise zum Ausdruck zu bringen?

Auch von dir braucht es ein klares JA für Veränderung, um das Kellerloch zu verlassen, in dem es kalt und dunkel ist. Gib dir einen Ruck und nimm die Treppe, die dich nach oben ins Licht führt. Nur denke bitte daran: Jeder Kinderwunsch ist individuell, hat seine eigene Zeit und ist nicht zu vergleichen. Versuche, deine Vorstellungen und Erfahrungen auf die Seite zu legen und offen zu sein für Neues, neugierig wie ein Kind, und habe Geduld, denn die Kinderseelen kennen keine Zeitrechnung.

Ich verrate dir eine Übung, die dir hilft, aus dem ewigen Mangeldenken rauszugehen.

**ÜBUNG**

**Liebesfluss**

Bitte schaue dorthin, wo du bereits die Rolle als Mutter übernimmst. Damit beginnst du, deinem Leben eine neue Ausrichtung zu geben, und bringst dich in eine positive Schwingung. Was oder wen nährst du mit deiner Liebe? Das können berufliche Projekte, Ideen, die Beziehung zu Freunden und Familienmitgliedern, Tiere oder dein Garten sein. Dort verschenkst du dich und gibst dein ganzes Herzblut hinein.

Dazu ein inneres Bild, welches du zur Hilfe nehmen kannst: Stelle dir einen Wasserfluss vor, der aus deiner Brustmitte fließt, sich verschenkt und in die verschiedensten Richtungen strömt. Immer weiter dehnt er sich und stoppt nicht, solange du mit ihm verbunden bist. Gleichzeitig nimmst du wahr, wie du immer größer wirst und dich öffnest. Komm, schließe deine Augen und lass dich gedanklich in deinen eigenen Liebesfluss fallen. Du brauchst nicht mehr zu funktionieren, sondern darfst loslassen und genießen. Fließend leicht!

**ESSENZ**

· Sei mutig und rede über deine Gefühle.
· Veränderung braucht ein «Ja».
· Liebe möchte fließen.

## 3 JA, ES GIBT EINEN WEG IN EIN ERFÜLLTES LEBEN. KOMM MIT – ICH ZEIGE IHN DIR!

## Mein Weg

Mit Ende 20 war ich glückliche Mutter von zwei Kindern. Ungeplant hopsten sie einfach in mein Leben. Das Glücksgefühl der Geburten lässt sich auch 20 Jahre später nicht toppen, und ich bin unendlich dankbar für meine Kinder. Allerdings fing mit dem Muttersein auch meine 90 Grad-Lebensdrehung an, die mit sehr vielen Tiefs und Schmerzen verbunden war. Ich hoffte, dass meine Kinder und mein Ehemann meine innere Leere füllen. Eine Zeitlang hat das gut funktioniert, bis in mir das wohlbekannte Gefühl wieder auftauchte: Unerfülltheit.

Mit ihr meldeten sich kleine Monster, die sich einfach in meinem Körper breitmachten, vor Hunger schrien und nie satt wurden. Ich versuchte, sie mit Alkohol, Essen, Sex und Designerkleidung zu beruhigen, doch als das machte mich nur noch leerer und trauriger. Immer weiter ging die Suche nach Erfüllung. Die Trennung von meinem Mann machte das nicht einfacher und ließ mich noch ein Stück tiefer fallen – aus einer stylischen Mutter und Ehefrau, zuhause in einem Hamburger Nobelviertel, wurde eine Single-Mama mit Existenzängsten.

Meine Kinder gaben mir die Kraft, weiterzumachen, trotz vieler Tiefschläge. Ohne sie wäre ich nie losgelaufen und hätte mein Leben radikal verändert! Schicht für Schicht löste ich die harte Kruste, die mich lange umgab – viele Tränen brauchte sie, um weich zu werden. Langsam fing ich an, mich für andere Dinge als Mode zu interessieren. Das Äußere wurde immer unwichtiger und ich lernte, den Blick nach innen, meine Gefühle zum Ausdruck zu bringen. Damit zogen in mein Leben die Farben, Freude und Liebe ein… Und mein zweiter Mann! Nun endlich konnte der Traum von einem erfüllten Leben real werden – dachte ich.

Doch mit der Sehnsucht nach einem dritten Kind – natürlich war ich mir sicher, dass unser Baby nicht lange auf sich warten lassen würde – löste sich mein Glück auf wie eine Brausetablette. Ich wurde nicht schwanger! Da war sie wieder, die entsetzliche Leere, eine tiefe Wunde, die einfach nicht heilen wollte.

Die Zeit des Kinderwunsches war eine körperlich wie seelisch fordernde Zeit, die mich an meine Grenzen brachte. Und gleichzeitig der Auslöser für die größte Veränderung in meinem Leben – die Öffnung für die Spiritualität.
Nach langem Suchen bin ich endlich in mir angekommen. Wiederentdeckt habe ich meine Hellfühligkeit für Kinderseelen und ich bin glücklich, heute die Vermittlerin für Kinder und Eltern zu sein.

Im Rückblick fühlt es sich so an, als ob mich mein drittes Wunschkind an die Hand genommen und gesagt hätte: «Da ist noch viel mehr, auch wenn du es noch nicht sehen kannst. Deine Welt ist so groß und bunt, fange an, sie zu entdecken. Ich bin deine Lehrerin im Himmel, damit du die Sprache der Kinderseelen lernst.»

Aus meinem größten Schmerz, dem unerfüllten Kinderwunsch, ist etwas Neues entstanden. Heute begleite ich Frauen in der Kinderwunschzeit und Schwangerschaft, aber auch in Trauerphasen bei Fehl- und Todgeburten. In Seminaren gebe ich weiter, wie jeder, von Wuncheltern über Heilpraktiker, Therapeuten bis hin zu Ärzten, den Zugang zu den Kinderseelen bekommt und ihre Sprache fühlt.

WOLKEN AUS MILCHSCHAUM,
WEICH UND WARM,
LASS DICH FALLEN,
IN DEN HIMMELSTRAUM.
SIE MACHEN SATT UND
TRAGEN DURCHS LEBEN,
GANZ LEICHT.

# Hunger nach Leben

Kann sein, dass dir diese Behauptung überhaupt nicht gefällt, aber die will raus: Kinderwunsch bedeutet «Mangel im Leben» – etwas nicht zu bekommen, was du gerne möchtest, was dich glücklich macht und dein Leben erfüllt.

Alles würdest du dafür geben, um endlich dein Kind in den Armen zu halten. Das ist verrückt, dein Körper will nicht funktionieren, dabei hast du doch sonst alles so gut im Griff in deinem Leben. Nur noch dieser eine Wunsch und das Lebensglück ist perfekt?

Oft habe ich beobachtet, dass in Frauen eine Überaktivität ausbricht; es kann regelrecht zur Sucht werden, endlich schwanger zu sein. Das Angebot ist groß, von der Kartenlegerin bis zu Kinderwunschkliniken, und Geld spielt keine Rolle mehr; ich habe hoch verschuldete Frauen getroffen. Sie halten an ihrem Herzenswunsch fest und wagen immer wieder neue Versuche in den Kliniken, auch wenn die Krankenkassen eine künstliche Befruchtung längst nicht mehr zahlen.

Aus diesem Zwang auszusteigen, braucht den unbedingten Willen, etwas ändern zu wollen im Leben.

Hier fängt meine Geschichte an, denn schon lange vor meinem Kinderwunsch hatte ich einen ganz anderen Traum: Ich wollte reich sein und lechzte nach Anerkennung. Soweit ich zurückdenken kann, waren nur die Anderen glücklich, schön und hatten viel Geld – nur ich nicht. Alles habe ich versucht, um meine Sehnsucht zu stillen. Doch der Mangel war mein ständiger Begleiter und klebte an mir wie Pech und Schwefel. Ich wünschte mir einen Prinzen, der kommt und mich in sein Schloss mitnimmt, und dass ich von da an in Liebe und Reichtum bade. Völlig besessen verfolgte ich mein Ziel, doch umso mehr Geld ich haben wollte, umso ärmer wurde ich.

Kommt dir das bekannt vor?

Die Sehnsucht nach Erfüllung kann extrem tief sitzen und bedeutet, dass der Mangel zur inneren Überzeugung geworden ist. Das macht es unmöglich, selbst aktiv zu werden, um den Zustand zu ändern. Lieber nicht nach links und rechts schauen, denn einfacher ist es, mit dem Tunnelblick durchs Leben zu gehen. Dabei merkst du nicht, dass du dir ein Labyrinth erschaffen und dich darin verirrt hast. Ist dir das Gefühl, etwas nicht zu bekommen, sehr vertraut, und schlängelt sich wie ein roter Faden durch dein Leben?

Dann bitte ich dich, mir an den Punkt zu folgen, wo der Ursprung deines Mangels liegt: in deine Kindheit. Meine Erfahrung ist, dass dort die Tür ist, die geöffnet werden möchte, damit du endlich das finden kannst, wonach du dich dein ganzes Leben lang sehnst. Wenn du bereit bist, dorthin zu schauen, ist das der Beginn für ein erfülltes Leben. Nimm dir einen Moment Zeit und beschäftige dich mit der Frage: Wie war das in der Kindheit? Was habe ich mir schon immer gewünscht, aber nie bekommen?

Hast du Antworten auf diese Frage gefunden?

Ja?
Wunderbar.

Nein?
Dann braucht deine Seele mehr Zeit. Gönne dir Ruhe, suche dir einen schönen Platz und schreibe in dein Buch.

Eine andere Möglichkeit ist, nach draußen zu gehen, einen Spaziergang zu machen. Die Gefühle kommen leichter in Fluss und Erinnerungen werden wach. Dann ist es durchaus möglich, dass sich ein Deckel in deinem Herzen öffnet, die angestauten Emotionen herauskommen, all das, was du jahrelang versteckt hast, Tränen können fließen... Manchmal ist das ein anstrengender Prozess. In dem Moment bist du dir so nah, wie nie zuvor, und Heilung kann passieren.

In bisher allen Beratungen stellte ich fest, dass hinter dem Kinderwunsch immer noch ein ganz anderes Thema lag, was meinen Klientinnen bisher gar nicht bewusst war. Das zu erkennen und auch zu bearbeiten, ist ein wirklich bewegender Schritt.

Damals wäre ich sehr dankbar für diesen Tipp gewesen, denn mir war gar nicht klar, wie leer ich in Wirklichkeit war. Mein Kinderwunsch brachte mich in eine tiefe Krise. Ich stellte fest, dass mein ganzes Leben und mein Körper aus Mangelgefühlen bestanden. Die inneren Seelenlöcher stopfte ich mit Süßigkeiten und lief Marathon. Das Laufen wurde eine Sucht – ich rannte vor mir selber weg. Beruflich hatte ich keinen Plan, befand mich in einer Glaubenskrise, wusste nicht, in welche Richtung ich mich orientieren wollte.

Nicht genug haben von Essen, Geld, Erfolg – der Kinderwunsch war das Tüpfelchen auf dem i und zeigte mir, dass mein Leben aus einem einzigen Mangel bestand. Das Kind, wonach ich mich sehnte, präsentierte mir mit voller Wucht mein Inneres. Ich stand vor der Wahl, innerlich zu verhungern oder mein Herz zu öffnen, um mich endlich zu fühlen und zu füllen.

Wie du Leere in Lebensfülle verwandelst, wie du dich und dein Leben lieben kannst – das weiß ich. Ganz sicher, ich habe es mit jeder Faser meines Körpers erlebt und durchlitten. Daher zeige ich dir eine Abkürzung zum Glücklichsein, indem du lernst, deinem Herzen zu folgen.

Unerfüllter Kinderwunsch ist für jede Frau und jedes Paar die Chance für eine Neuorientierung, wenn auch zugegebenermaßen eine sehr schmerzhafte.

Ganz ehrlich: Was soll dir dein Kind alles erfüllen?

Eine eigene Familie haben, glücklich sein, die Krönung der Liebe, im Außen zeigen, dass ihr ein glückliches Paar seid, Erwartungen der Eltern erfüllen, einen Nachfolger für den Betrieb finden. Oft erlebe ich in den Behandlungen, dass die Wunschkinder überladen sind mit Erwartungen, die sie nicht erfüllen können. Ein unglaublicher Druck liegt auf ihnen und so haben sie gar keine Freude, auf die Erde zu kommen!

Mein Rat: Freimachen von allen Vorstellungen, Aufräumen im Leben und dem Wunschkind einen neuen Platz geben.

**ESSENZ**
· Wonach hungerst du eigentlich?
· Finde heraus, was dich glücklich macht.
· Kinderwunsch ruft auf zur Veränderung.

AUF DEM RÜCKEN LIEGEN,
UND IN DEN HIMMEL TAUCHEN.
DIE AUGEN ÖFFNEN FÜR DAS WOLKENSPIEL.
HIER IST SIE UND NUR FÜR DICH:
DIE BUNTE HIMMELS-LICHTERSHOW.

# Ein Blick nach oben

Wann geht der Himmel endlich auf und erfüllt dir deinen Wunsch? Du befolgst brav alle Anweisungen und Tipps, doch du kannst dein Baby immer noch nicht in den Armen halten? Dann werde ich dich jetzt in eine andere Ebene mitnehmen, die dein Verstand nicht kennt.

Den Himmel siehst du täglich, mal hell, mal dunkel und oft in berauschenden Farben. Er ist weit weg und nicht greifbar. Mit der Erde ist das viel einfacher, die können wir anfassen und berühren sie ständig mit unseren Füßen. Spreche ich über Kinderseelen im Himmel, ernte ich fragende Blicke; warum soll ich mich mit etwas beschäftigen, was fernab von meinem Alltag ist – das machen nur Esoteriker. Wenn bisher alles glatt lief im Leben, ist der Bedarf auch gar nicht da, sich mit den Kräften des Himmels zu beschäftigen.

Gerne frage ich Kinderwunschfrauen: Wie stellst du dir dein Kind vor, wo kommt es her? Tatsächlich haben sie ein Bild von einem fertigen Baby, das sich hoffentlich ganz schnell in ihrem Unterleib befindet. Ganz so funktioniert es aber nicht.

Du hast einen Körper, den du spüren, sehen und anfassen kannst. Nur bist du viel mehr, du bist Schwingung, Licht und Farben. Du bist Körper und Seele. Die Seele hat sich für deinen Körper entschieden, und wenn du stirbst, wird sie in den Himmel zurückgehen, aber sterben wird sie nie. Irgendwann ist der Zeitpunkt da, dann kommt sie wieder, sucht sich einen völlig neuen Körper und damit ein neues Zuhause.

Das heißt, dein Wunschkind ist eine Seele – ein Stern am Himmel. Und dieser wartet darauf, auf die Erde zu wandern.

Ein Kind könnte uns den Himmel in schönsten Farben beschreiben: Bis zu einem Alter von ca. 6 Jahren ist es für Kinder völlig normal, Engel und andere Lichtwesen zu sehen. Ihnen macht es keine Angst, die himmlischen Energien zuzulassen. Erst, wenn sie älter werden, wird diese Fähigkeit oft von den Eltern oder in der Schule unterbunden. Übersinnliches Fühlen fällt aus der Norm und es könnte ja sein, dass mein Kind nicht ganz «normal» ist. Die feine Wahrnehmung verliert sich im Laufe der Jahre, bis wir irgendwann nur noch das glauben, was wir sehen.

Viele Kinder, die in der heutigen Zeit geboren werden, haben ein riesengroßes Licht und bringen ein Wissen mit, über das wir nur staunen können. Leider wird es nicht immer erkannt und die Eltern sind hilflos, weil das Kind viel schreit, anders spielt als andere oder anscheinend vor sich hinträumt.

Mal angenommen, zu dir möchte eine Kinderseele kommen mit einer großen Lichtpräsenz, du hast diese Welt aber bislang von dir abgeschnitten. Dann ist es so, als ob ihr verschiedene Sprachen sprecht und euch nicht verstehen könnt. Das bedeutet, ihr habt Schwierigkeiten, zusammenzutreffen.

Falls dir jetzt Zweifel kommen, bitte ich dich, den Verstand wieder auszuschalten. Sei mutig, verabschiede deine alten Vorstellungen und überwinde die Grenzen, die dich bisher davon abgehalten haben, in neue Sphären einzutauchen. Kinderseelen lieben Spiele jeglicher Art und brauchen die Hingabe von ihrer zukünftigen Mutter. Achtung – nicht in Form von übermäßigem Handeln, sondern sie wollen Liebe. Und zwar jetzt schon!

Stell dir vor: Das Seelenlicht ist startbereit für den Sprung ins Leben und du bereitest die Landebahn vor. Du bist der Lotse im Tower und zeigst den Weg – alles liegt in deiner Verantwortung und du machst den Job gut.

Ich möchte dir eine Methode vorstellen, die dich leicht mit deinem Inneren in Kontakt bringt.

**Farbenspiel**

Nimm dir Zeit für dich, schließe die Augen, komme zur Ruhe und werde still. Welche Farbe kommt dir spontan in den Sinn? Die Farbe, die du als erstes wahrnimmst, lässt du in deinen Körper fließen.

Du atmest sie ein und beim Ausatmen verteilt sie sich im ganzen Körper. Das machst du sehr bewusst und ganz in Ruhe. Wie siehst du deine Farbe: intensiv, zart, kraftvoll? Was bewirkt sie? Du erlaubst ihr nun, über deine Körpergrenzen hinauszufließen, auch in die Erde. Du achtest darauf, ob sich die Farbe verändert, wenn sie die Erde berührt. Findet sie schnell ihren Weg? Nun geht's in die andere Richtung... Du bist in Kontakt mit deiner Farbe und schickst sie in den Himmel. Geht es einfach, oder brauchst du vielleicht noch eine zweite Farbe, die den Fluss nach oben erleichtert? Du genießt das Farbenströmen und die Bewegungen in deinem Körper.

Im Alltag kannst du das Farbenspiel immer wieder nutzen. Frage dich, welche Farbe brauche ich heute, welche macht mir Freude? Du könntest einen Tag ganz bewusst mit deiner Lieblingsfarbe gestalten: Du kaufst Blumen und Früchte in deiner Farbe, findest die passende Kleidung oder malst ein Bild. Und wenn du magst, kannst du dieses Spiel mit der Kinderseele spielen und ihr Farben schicken. Merkst du, was ich von dir möchte? Leben ist ein farbenfrohes Spiel!

**ESSENZ**
- Es braucht das Ja für den Himmel.
- Das Wunschbaby ist eine Seele.
- Seelen sind Licht und Farbe.

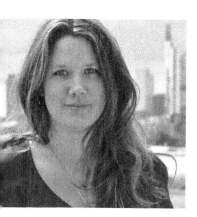

## ALTE VORSTELLUNGEN LOSLASSEN

*Nohila Driever*

www.nohiladriever.com

Nohila Driever arbeitet als spirituelle Lehrerin. Sie begleitet Menschen in ein Bewusstsein über sich selber. Sie verbindet Menschen mit sich selbst und untereinander. Sie ist Gründerin von Circles, Begegnungsräume für gegenseitige Bereicherung. Sie lehrt das Schöpfen aus dem eigenen Sein, ein Leben zu kreieren das Ausdruck der eigenen Seele ist. Sie bildet Conscious Coaches aus, die lernen aus einem Bewusstsein der Einheit zu führen.

**1** *Wenn ich anfange mich mit meiner Seele zu beschäftigen, wie kann das mein Leben verändern?*

Es verändert alles, denn das, was ich bin bekommt mehr Raum in meinem Leben. Ich bekomme Zugang dazu, was mich erfüllt, was ich eigentlich will und was meine Lebensaufgabe und meine Qualitäten sind.

**2** *Wie schaffe ich es meinen Kopf auszustellen und die Botschaften aus dem Himmel zu fühlen?*

Die Impulse aus meinem Himmel wahrzunehmen erfordert, dass ich möglichst leer bin. Je weniger ich an eigenen Gedanken, Meinungen, Vorstellungen über etwas habe, desto offener bin ich, das wahrzunehmen, was wirklich sein will.

**3** *Wie kann ich Spiritualität im Alltag leben?*

Alles ist spirituell, das ganze Leben, denn alles ist durchdrungen von der Essenz des Lebens, Gott ist in allem. In dem Moment, wo ich das wahrnehme oder fühle, ist mein Leben spirituell und es gibt gar keine Trennung, also keinen Bedarf Spiritualität in irgendetwas zu integrieren, weil es bereits da ist und ich mich nur für diese Ebene in meinem Leben öffnen muss. Mit Sicherheit hilft uns hier die Meditation, denn sie erinnert uns immer wieder an die Essenz, von der alles durchdrungen ist.

**4** *Was ist deine Erfahrung, können Frauen nur mit einem Kind ein erfülltes Leben haben?*

Ich denke, jeder Mensch kann mit oder ohne Kinder ein erfülltes Leben führen. Um glücklich zu sein, muss ich das annehmen, was ist und damit meinen Frieden machen. Das ist bei manchen Dingen in unserem Leben eine größere Herausforderung, als bei anderen. Aber egal, in welchem Lebensumstand ich mich befinde, mein Glücklich sein hängt nicht vom Außen, sondern von mir ab.

**5** *Was möchtest du anderen Frauen mit auf den Weg geben?*

Mut, sich einzulassen auf ihren Lebensfluss. Egal, ob mit Kind oder ohne Kind, weder schließt ein Kind es aus, dies zu tun, noch ein unerfüllter Kinderwunsch.

Ich kann mich in jeder Lebenssituation und zu jedem Zeitpunkt auf meinen Lebensfluss einlassen und ihn so annehmen, wie er ist. Das braucht manchmal die ein oder andere Überwindung und das Loslassen von Wünschen und Vorstellungen, aber das, was rauskommt, ist Frieden und Fluss und glücklich sein.

ICH BIN HIER,
ICH BIN DA.
DAS EINZIGE, WAS DU BRAUCHST,
IST EINE BRILLE AUS LIEBE,
UM MICH ZU SEHEN.

# Kinderseelen

Mit Mitte 20 stellte ich eine ungewöhnliche Fähigkeit an mir fest: Ich konnte in den Bauch einer Schwangeren fühlen, ob es ein Mädchen oder Junge wird. Es stimmte immer! Ich dachte mir nichts dabei, denn ich war viel mehr mit meiner beruflichen Karriere beschäftigt, als mit übersinnlichen Dingen. Als ich schwanger wurde, kam mein besonderer Feinsinn wieder zum Vorschein. Ich spürte tatsächlich, wie die Seele zu mir kam. Ein Gänse- hautgefühl, im Bruchteil einer Sekunde – ein Lichtstrahl, der durch meinen Körper huschte. Dieser Moment ver- wirrte mich, und ich vergaß ihn schnell. Erst als ich erfuhr, dass ich schwanger bin, erinnerte ich mich an die erste Begegnung mit meinem Kind.

Kinderseelen spüren ist eine Fähigkeit, die ich schon immer hatte, mich ihrer wieder bewusst anzunehmen hat lange gedauert. Erst mein eigener Kinderwunsch machte es möglich, meine besondere Fähigkeit wieder zu erwe- cken. Schon verrückt, dass wir oft erst den Schmerz spüren müssen, um die größten inneren Schätze zu bergen. Eine lange Zeit fühlte ich mich wie in einer Dunstwolke – die Sicht aufs Leben vernebelt und ahnungslos, wie ich mit meinem Wissen umgehen sollte. Mein Umfeld erlebte mich eher schwankend zwischen zwei Welten – ich träumte im Himmel und vergaß, dabei, dass das Leben auf der Erde stattfindet. Daher konnte ich zwar die Kinderseelen wahrnehmen, aber ich war unfähig, ihre Sprache anderen zu übersetzen. Ich fühlte mich einsam und unverstanden mit meiner Begabung, die keiner haben wollte. Für mich ist die Seelenwelt ein Teil meines Lebens, doch mittlerweile weiß ich, dass andere mehr Zeit brauchen, um sich mit ihr vertraut zu machen.

Eine Frage, die ich häufiger gestellt bekomme: Wie soll ich an etwas glauben, das nicht mit den Augen zu erkennen ist? Ich sehe in den Gesichtern, wie der Verstand beginnt zu kämpfen und versucht, die Kontrolle zu bewahren – zweifelnde Blicke, wenn ich von einer Seelenwelt spreche. Ich behaupte: Das ist pure Angst.

Die Angst, Gewohnheiten aufzugeben, über Grenzen zu gehen, zum Außenseiter zu werden, weil man auf einmal anders denkt und fühlt. Das ist schade, denn das eine schließt das andere nicht aus. Stattdessen kann es sein, dass sich neue Lebenstüren öffnen und die Welt größer wird.

Auch meine Fähigkeit, Kinderseelen zu spüren und zu hören, entwickelte sich langsam. Ich kenne sie gut, die Angst und Ungeduld, sie blockierten immer wieder aufs Neue den Zugang zur Seelenwelt. Eine jahrelange innere

Schulung brauchte es von mir, doch die Sehnsucht, in die Wunderwelt der Seelen einzutauchen, war immer da. Heute kann ich sie über ihre Farben und ihren Klang fühlen – daraus formen sich die Worte, die ich weitergebe.

Viele Jahre bin ich auf Ablehnung bei den Medizinern gestoßen, tue es noch immer, wenn ich sage: «Kinderwunsch braucht den Kontakt mit der Seele.» So manches Mal zweifelte ich an mir selber, ob meine Sicht wirklich mit dem normalen Leben kompatibel ist. Heute weiß ich, dass es möglich ist! Ich habe mittlerweile viele Frauen erlebt, die auch ohne spirituelle Ausbildung und mit einer völligen Selbstverständlichkeit in den Himmel der Kinderseelen eingetaucht sind. Wenn in einer Beratung eine Frau von der Kinderseele erzählt, die sie spürt, und sich daraufhin die Energie im ganzen Raum verändert, dann weiß ich, dass sich der Weg gelohnt hat, und ich freue mich wie ein Kind!

Die Seelenlichter strahlen eine sanfte Leichtigkeit aus, wenn ich mit ihnen in Kontakt bin. Dann bin ich von ihrer Zartheit so berührt, dass mein Herz lächelt. Die Schwere geben wir ihnen im Alltag, weil sie nicht so funktionieren, wie wir es gerne hätten.

Ich möchte aus der feinen Ebene erzählen, so wie ich sie spüren kann. Du brauchst nichts zu tun, lehne dich zurück und folge den Worten. Automatisch wirst du eigene Bilder entwickeln und in die neue Welt eintauchen. Stelle dir vor es öffnet sich eine Tür im Herzen – dein Eintritt in die Seelenwelt:

Stille und ein einzigartiges Licht, das fein und gleißend hell scheint. Dieser Ort berührt durch seine Unberührtheit. Für das Gefühl von Freude, Frieden und Stille in geballter Form. Dafür kenne ich noch kein Wort, das habe ich auf der Erde noch nicht kennengelernt. Die pastelligen Farben der Seelenlichter verströmen sich von ganz alleine und sind grenzenlos. Ich würde zu gerne in ihren Farbwellen baden, mich einhüllen und fallenlassen. Hier ist das wahre Kinderparadies und eigentlich gibt es keinen Grund, auf die Erde zugehen.

Kinderseelen kennen weder Zeit noch Emotionen. Sie sind frei, pures Licht und göttlich; so kommen sie zu ihren Eltern. Die Geburt und das Ankommen entscheiden, wie viel Licht sie mit in ihr Leben nehmen können. Auch ist es kein Zufall, in welche Familie die kleine Seele kommt, sie sucht sich genau das Zuhause aus, in dem sie ihre Erfahrungen machen kann, die in diesem Leben anstehen. Die göttliche Mutter ist die Himmelsmutter der Kinderseelen, ihr Schoß ist quasi das Haus der Seelen, über goldene Lichtfäden sind sie mit ihr verbunden und werden mit Liebe genährt.

Dort oben finden wir ein gut organisiertes Netzwerk, das mit der Erde verbunden ist. Stelle dir eine Pyramide vor – in der Chefetage sitzt Gott und er trägt die Verantwortung. Funktionieren tut dieses System nur mit vielen Helfern und in einer ganz bestimmten Ordnung. Die Basis für alles ist die Erde, sie gibt der Schöpfungspyramide den Halt. Das heißt jeder, auch du, ist ein Teil dieser Pyramide. Was glaubst du: Verlassen die Kinderseelen gerne diesen wunderbaren Ort?

Manchmal brauchen sie einen Stupser der göttlichen Mutter, damit sie die himmlische Geborgenheit verlassen. Vielleicht kannst du jetzt verstehen, dass sie mit Liebe und Freude leichter auf die Erde kommen.

Schon dort oben ist jede Seele einzigartig und sucht sich ihren eigenen Weg, manche braucht eine besondere Liebeseinladung, einen Anker auf der Erde bis hin zum Reagenzglas, damit sie bei ihrer Mutter ankommen kann.

Wenn Kinder das Leben auf der Erde wieder früh verlassen, kommen sie schnell wieder, so rasch, dass wir das gar nicht erfassen können. Mein Bild: Lichtpunkte, die sich wie ein Aufzug von Himmel und Erde – Erde und Himmel bewegen. Wenn die Seelen schon vor der Geburt aus dem Körper der Mutter gehen, kommt es vor, dass sie ein zweites Mal zu ihrer Mutter kommen. Ich bekomme auch schon mal ängstliche Anfragen von schwangeren Frauen: Kann es sein, dass das Kind, das sich verabschiedet hat, wieder da ist? Ja, das passiert sogar recht häufig. Der Zeitpunkt für Mutter und Kind war einfach noch nicht der richtige, der wird bestimmt von etwas Größerem, darauf haben wir keinen Einfluss.

Fällt es dir schwer, mir zu folgen? Dann gib dir Zeit und versuche immer wieder, über dein Herz zu fühlen. Es ist völlig normal, wenn der Verstand sich meldet.

Mein Wunsch ist es, dass du ein neues Gefühl bekommst für dein Baby. Du weißt nun, dass das Kind nicht nur ein Wunsch ist, sondern ein Licht im Himmel, welches schon existiert. Bereits mit dem Wunsch, schwanger zu werden, gibst du den Impuls nach oben.

Möglich ist es, dass sofort eine Seele reagiert und sich auf den Weg macht. Oder sie braucht noch etwas Vorbereitung. Hier geht mein Appell an dein Zeitgefühl: Die Seelenwelt und wir auf der Erde haben eine unterschiedliche Zeitrechnung. Drei Jahre warten auf dein Baby ist für uns eine halbe Ewigkeit, den Seelen im Himmel allerdings ist diese Rechnung fremd.

Noch etwas zum Nachdenken:

Du hast deinen Wunsch formuliert und ihn in den Himmel geschickt. Was hindert dich daran, jetzt schon mit der Seele zu reden und ihr Liebe zu schicken?

Wenn du eine künstliche Befruchtung planst, wie wäre es, wenn du beim Transfer innerlich in Verbindung mit ihr bist und sagst: «Wir schaffen das»?

**Zeit für euch**

Lege dir Papier und Buntstifte bereit. Suche dir einen ruhigen Ort, zünde eine Kerze an und sei sicher, dass du nicht gestört wirst. Schließe die Augen, mache es dir bequem und tauche in dein Herz. Übers Herz und mit geschlossenen Augen fühlst du in den Himmel. Du lässt dir Zeit.

In welchen Farben erscheint das Himmelslicht, siehst du die Sonne, den Mond, die Sterne? Nimm dir die Zeit, die du brauchst. Schau mal, ist dort ein Licht, zu dem du dich hingezogen fühlst? Du bleibst weiter im Herz, vielleicht nimmst du ein Kribbeln oder eine Wärme wahr, oder das Licht wird stärker. Du bleibst in dem Gefühl, verbunden mit dem Himmel zu sein.

Dann nimmst du das Blatt Papier und beginnst, die inneren Bilder zu malen. Alles, was du mit dem Herzen siehst. Magst du das Seelenlicht malen, das zu dir kommen möchte?

**ESSENZ**

· Kinderseelen lehren inneren Wachstum.
· Schaue ein Stück weiter.
· Kinderseelen kennen keine Zeit.

# 7 DER VERSTAND MACHT PAUSE, LEGT SICH SCHLAFEN, VERTRAUENSVOLL INS WOLKENBETT, LEICHT EINGEHÜLLT, MIT NEUEM BLICK...

## Mut zu neuem Bewusstsein?

Ich, du, wir alle sind ein Teil von einer Welt, die immer durchorganisierter wird. Ein detaillierter Lebensplan ist meist schon früh vorhanden und dem Zufall wird lieber nichts mehr überlassen. Daher ist es gar nicht verwunderlich, dass der Begriff «Social freezing» immer häufiger auftaucht. Damit gemeint ist das Schockfrosten von Eizellen einer Frau im besonders fruchtbaren Alter, die erst zu einem späteren Zeitpunkt ein Kind haben möchte. Frauen, die sich für diese Methode entscheiden, sagen bewusst: «Momentan würde ein Kind die Karriere beeinträchtigen, aber vielleicht könnte es in fünf Jahren passen.» Das Baby wird zu einem Produkt, das auf Knopfdruck bestellt werden kann.

Funktioniert das – können wir beliebig über neues Leben bestimmen? Nein.

Die Kinder von morgen fordern von ihren Eltern ein neues Bewusstsein. Warum sonst gibt es unzählige Paare, die vergeblich auf ihr Baby warten? Auch wenn die Medizin vieles möglich macht, im Endeffekt entscheiden die Kinder, ob sie kommen möchten oder nicht. Schmerzlich erfahren wir, dass wir nicht immer die Macher sind. Da scheint es noch etwas viel Größeres zu geben, worauf wir keinen Einfluss haben und mit unserem Willen steuern können.

In meinen Beratungen treffe ich auf selbstbewusste Frauen, die ihr Leben erfolgreich managen, alles im Griff haben – natürlich auch die Planung des Kindes. Aber das hat keine Lust auf dieses Spiel und kommt einfach nicht. Die Reproduktionsmedizin wird schnell der rettende Anker und auf einmal liegt die Verantwortung für das Wunschbaby in fremden Händen. Dabei nehmen die Frauen für den Kinderwunsch jede Menge Mühen im Außen auf sich. Dort wird absolut alles versucht, nichts ausgelassen – das Fühlen nach Innen wird allerdings völlig vergessen. Hier braucht es ein Feintuning – eine neue Frequenz.

Stell dir vor, du suchst einen neuen Radiosender, der noch ein Geheimtipp ist. Die Frequenz ist Dir unbekannt und es braucht Feingefühl, um sie zu finden. Und du fängst an, still zu werden, zu fühlen, weil du wissen möchtest, woher die unbekannten Klänge kommen. Allmählich verschwindet das laute Rauschen – du hörst die Musik und sie ist ganz besonders.

Durch Zufall ist mir wieder das Buch «Hallo, Mister Gott, hier spricht Anna» in die Hände gefallen. Es ist für mich eines der schönsten Bücher, in dem das kleine Mädchen Anna mit Gott spricht. Es verkörpert die kindliche Neugierde und Offenheit, die wieder in uns geweckt werden möchte. Wenn du dir ein Kind wünschst, dann finde das Leichte und Freudige wieder in dir, und den Glauben, dass es etwas Großes gibt, von dem du geführt wirst. Ob du ihm den Namen Gott gibst oder einen anderen, das überlasse ich dir.

Genauso weiß ich auch, dass ich als spirituelle Beraterin nicht die Augen verschließen kann vor den Möglichkeiten der Medizin. Daher habe ich mich entschlossen, verstärkt auch Frauen zu begleiten, die den Weg der künstlichen Befruchtung gehen. Mit jedem Kapitel, welches ich schreibe, kommen die passenden Begegnungen und Beratungen, die gerade wichtig sind für das Buch. Von zweien, die mich persönlich berührt haben, möchte ich hier erzählen.

Eine Frau bat mich, sie mental auf den Transfer in der Kinderwunschklink vorzubereiten. Für mich persönlich eine sehr viel intensivere Begleitung, als wenn das Kind auf natürlichem Weg gezeugt wird.

Aus Sicht der Kinderseelen sieht das so aus:
Mit dem Termin der künstlichen Befruchtung wird ein Impuls gesetzt, eine Nachricht ausgesendet, dass sich die Kinderseele bereitmachen kann. Was aber vergessen wird, ist, dass sie eine Verbindung zur Erde und zu ihrer Mutter braucht. Wenn das nicht geschieht, schwirrt sie orientierungslos umher und findet den Weg nicht. Mit dem Ergebnis, dass die Behandlung oft erfolglos bleibt.

Daher ist es wichtig, dass eine Verbindungsschnur von der Erde zum Himmel gelegt wird – ein Art Goldfaden, der von der zukünftigen Mutter liebevoll zur Seele im Himmel gewebt wird. Alles andere bestimmen die Ärzte: das Timing, wann genau der Transfer passieren soll.

Zurück zur Geschichte: Die Kinderseele war in der Behandlung mit ihrem Licht sehr präsent und ich hatte das Gefühl, dass sie bereit ist, zu kommen. Auch meine Klientin ist mit diesem guten Gefühl in die Klinik gefahren. Alle Vorzeichen waren gut, perfekte Vorbereitung und doch ist sie nicht schwanger geworden! Auch das kann passieren, die Kinderseele hat dem Arzt, der Frau und mir als Beraterin gezeigt: Ich komme, wenn meine Zeit ist. Ihr könnt den perfekten Zeitpunkt festlegen, der ist es für mich aber noch lange nicht.

Hier ist dann eine Grenze erreicht, wo wir nicht mehr tun können, auch nicht mit Geld und der besten medizinischen Unterstützung. Das Seelenlicht hat deutlich gemacht, dass wir nicht über das Leben bestimmen können, so wie wir es gerne hätten. Eine Erinnerung an Demut, denn hier geht's nicht um mein Ego, eine gute Kinderwunschberaterin zu sein; das «Go» bekommt die Seele nur aus dem Himmel!

Doch in diesem Fall war es auch ein Hinweis auf ein Thema, welches selten mit Kinderwunsch in Verbindung gebracht wird: den verlorenen Zwilling. Davon spreche ich, wenn eine Schwangerschaft mit zwei oder mehr Embryonen angelegt ist, die sich aber schon in einem frühen Stadium verabschieden und am Ende nur ein Kind geboren wird. Das war das Trauma, welches diese Frau viele Jahre unbewusst mit sich herumgeschleppt hatte, ohne es zu wissen. Und nicht selten beobachte ich, dass die Zwillingsseele erstmal gesehen werden möchte und damit auch der Weg für die Kinderseele frei wird. Jedoch ist der Zwilling nicht unbedingt in der ersten Beratung zu erkennen, weil er lange Zeit verdrängt wurde. Ein Thema, dass noch viel zu wenig Aufmerksamkeit bekommt, und häufig die Ursache für Kinderlosigkeit ist. Mehr darüber im Kapitel «Seelenkommunikation».

Die zweite Geschichte: Vor einigen Monaten arbeitete ich mit einer deutschen Frau in der USA über Skype mit ihrem Kinderwunsch. Rational würde man sagen: Das ist völlig unmöglich aus dieser Entfernung.

Die Frau hatte bereits eine Tochter, aber das zweite Kind ließ schon über fünf Jahre auf sich warten. In der Arbeit mit der Frau spürte ich, was die Kinderseele blockiert, warum sie bisher nicht kommen konnte. Diese kleine Seele war verwirrt und sah den Weg nicht, wusste nicht, wohin sie wollte. Sie brauchte von der Frau eine bewusste Einladung. Über die Seelenkommunikation habe ich beide begleitet und konnte spüren, dass es nicht mehr lange braucht. Parallel besuchte die Frau eine Kinderwunschklinik und wurde beim ersten Versuch sofort schwanger.

**ESSENZ**
· Verabschiede die Macherin in dir.
· Medizin und Seelenwelt gehören zusammen.
· Das Ego blockiert den Weg einer Kinderseele.

# 8 SIE MACHEN ALLES MÖGLICH, SPRENGEN GRENZEN, BRINGEN IN FLUSS, GEBÄREN LEBEN, WÄRMEN DAS HERZ: DEINE GEDANKEN

## Gedankenpower

Manager, Unternehmer, Sportler, alle tun es: Sie nutzen die Kraft der Gedanken, um ihre Ziele zu erreichen.

Was spricht dagegen, sie auch beim Kinderwunsch einzusetzen? Bis zu täglich 60.000 Gedanken können wir haben. Wenn sie keine klare Ausrichtung haben, wirken sie eher negativ. Und sie können uns krank, schwach, klein und erfolglos machen. Positive Gedanken wiederum haben eine unglaubliche Kraft: Mit ihnen können wir Berge versetzen, unser Leben kreieren, wie wir es uns wünschen. Unsere Gedankenkraft ist das machtvollste Werkzeug, welches wir in unserem Leben zur Verfügung haben.

Wirklich jeder Mensch hat es in der Hand, in welche Richtung er seine Gedanken lenkt. Und das Faszinierende, wenn du dich für die positiven Gedanken entscheidest: Du spürst die Wirkung sofort. Überlege wie lange du dich in der Kinderwunschzeit mit all dem beschäftigt hast, was nicht geht, und wie dich das runtergezogen hat. Einmal drin in der Negativspirale, ist es schwer wieder auszusteigen.

Kennst du das: Du fühlst dich wie Blei, deine Umgebung, dein Leben erscheint dir mit jedem Tag grauer. Dann wird's höchste Zeit, dich neu zu entscheiden. Mit Sicherheit kennst du auch Menschen, die durch ihre fröhliche und positive Ausstrahlung andere magnetisch anziehen. Sie wissen um das Geheimnis der positiven Gedanken.

Nimm dir bitte Zeit und reflektiere...
Wie denkst du aktuell über dich, dein Leben und deinen Körper? Wo haben sich die negativen Gedanken hauptsächlich festgesetzt?

Meine Empfehlung: Gehe ihnen auf den Grund und schreibe all deine negativen Glaubenssätze auf.

Hier einige Beispiele:
· Ich bin eine Versagerin.
· Ich hasse meinen Körper, weil er unfähig ist, ein Kind zu bekommen.
· Ich bin eine Außenseiterin, weil ich keine Mutter bin.
· Ich bin keine richtige Frau.

Nun möchtest bestimmt wissen, wie du dich von den negativen Gedanken löst... Hast du schon mal etwas über Affirmationen gehört? Das sind kurze, positive Sätze in der Gegenwart. Mit ihnen kannst du dein Leben in eine neue Richtung lenken. Wenn diese immer wieder von dir gedacht und gesagt werden, wandern sie tief in das

Unterbewusstsein – die negativen Überzeugungen wandeln sich in neue, positive Glaubenssätze um.

Ich beschreibe es mal so: Es wächst eine unglaublich starke Energie in dir mit dem Gefühl «Alles ist möglich». Du formulierst immer in der Gegenwart und die Wörter «Nicht» und «Kein» bitte streichen.

Gedanken wie «Ich bin unfruchtbar», «Mein Körper funktioniert nicht» beeinflussen deinen Wunsch nach einer Schwangerschaft negativ. Sie vermitteln deinem Unterbewusstsein: Ich kann nicht schwanger werden!

Allerdings gibt es bei der Umwandlung deiner Glaubenssätze etwas zu beachten. Es reicht nicht alleine sie zu verändern, aufzuschreiben oder sie aufzusagen. Wichtig ist, dass die Sätze gefühlt werden und im Inneren ankommen. Ich kenne einige Frauen, die lange Wunschlisten haben, doch nur Wünsche auf dem Papier zu haben reicht leider nicht aus. Wichtig ist, sie mit allen Sinnen zu fühlen, sowohl im Körper, als auch im Leben, und das am besten ständig.

Viele Jahre arbeitete ich in einem Fitness- und Ernährungsstudio. Dort konnte ich Theorie in die Praxis umsetzen. Mein Rat an die Frauen: Wenn du schlank sein willst, dann gehe in das Gefühl, dass du eine schlanke Frau bist. Wenn du 60 Kilo wiegen möchtest, gehe in das 60 Kilo-Gefühl. Wenn du weiblich und attraktiv sein willst, dann fühle das in jeder Situation, auch vor jedem Spiegel, der dir begegnet. Es gab Skepsis bei den Frauen, trotzdem haben es viele probiert – mit neuem Selbstbewusstsein kamen sie zum Training und die positiven

Gedanken schlugen Wellen in alle Richtungen. Und es hat funktioniert: Einige nahmen jeden Monat langsam, aber kontinuierlich ab. Sie verabschiedeten die innere Kritikerin, ließen sich auf das positive Gedankenspiel ein, und auf einmal begann das Abnehmen Freude zu machen.

Inspiriert hat mich bei diesem Thema Pierre Franckh mit seinen Vorträgen über Wunscherfüllung. Lebensnah und humorvoll bringt er rüber, was wir alles mit der Gedanken- und Gefühlskraft erreichen können. Und zwar ganz leicht. Innerhalb kürzester Zeit ist es möglich, den Gefühlszustand und das Aussehen zu verändern. Klingt verrückt, aber es ist wirklich wahr. Jeden Tag, wenn du aufstehst, hast du die Wahl, welche Frau du sein willst – schaue sie dir im Spiegel an. Vielleicht haben gestern noch Schwere und Hoffnungslosigkeit dein Leben bestimmt, heute entscheidest du dich neu – für Zuversicht, und du lebst sie. Eine neue Sicht, die das Leben komplett auf den Kopf stellen kann – positiv!

Wichtig: Du übst täglich und die positiven Gedanken werden wie selbstverständlich in deinem Leben.

Aus meiner Praxis: Eine junge Kinderwunschfrau liegt auf meiner Liege mit einem verlorenen weiblichen Selbstbewusstsein. Ich sage ihr: Ab sofort bist du Mama in deinem Leben, von der Kinderseele, die noch im Himmel ist. Ich lasse sie das fühlen und sofort fängt sie an zu lächeln, ihr Gesicht bekommt weiche Züge, die Anspannung löst sich. Die Kinderseele zeigte sich wie ein strahlender, lächelnder Stern am Himmel.

Wenn ich den Frauen diese Sätze mitgebe, verändern sie sofort ihre Körperhaltung und bekommen ein Strahlen in den Augen.

Falls du in deinem Inneren den Wunsch hast, noch tiefer einzutauchen und die Ursache der immer wiederkehrenden negativen Gedanken wissen möchtest, dann kann ich dir Hypnose empfehlen, auch wenn sie bei vielen noch mit Angst behaftet ist. Die Vorstellung existiert, dass sie «willenlos» macht und man die Kontrolle über sich selbst verliert. Das stimmt nicht! Hypnose ist eine Art Tiefenentspannung – ein Zustand zwischen Wachsein und Schlafen. Du bekommst alles mit und bist ansprechbar. Ich nenne Hypnose auch gerne den «Turbo-Gang zum Unterbewusstsein», um negative Glaubenssätze am Ursprung aufzulösen und sie dann durch positive zu ersetzen. Ich nutze diese effektive Methode, um Mangel- und Minderwertigkeitsgefühle zu transformieren.

Das Arbeiten am Ursprung schafft Frieden im Körper und das wiederum ist eine ganz andere Ausgangsposition für den Kinderwunsch.


**ESSENZ**
· Verabschiede deine negativen Glaubenssätze.
· Positive Gedanken wirken sofort.
· Gehe in das Gefühl, das du sein möchtest.

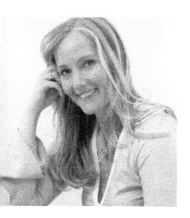

## GEDANKEN ERSCHAFFEN REALITÄT

**Sandra Heim**

www.mamarevolution.de

Sandra Heim ist Mompreneur Coach, Autorin und Gründerin von MAMA Revolution. Sie hilft Müttern, ihr eigenes Business voran zu bringen, damit sie ihre finanzielle Unabhängigkeit zurückerobern und genug Zeit für ihre Kinder haben. Als Geschäftsführerin hatte sie ihre kleine Tochter immer mit dabei. Das hat in ihr den Wunsch geprägt, andere Mütter in der Zusammenführung von Unternehmerschaft und Mutterschaft zu unterstützen. Die Bücher «Das Meerjungfrauenvirus. Befreiung aus der Schönheitsfalle» und «Stimmen eines neuen Bewusstseins. Mutige Menschen erzählen über ihre Lebensprojekte» stammen aus ihrer Feder.

**1** *Ich habe gelesen, dass du dich intensiv mit der Kraft der positiven Gedanken beschäftigst. Was sind deine Erfahrungen?*

Ich beschäftige mich schon seit rund 20 Jahren mit diesen tiefergehenden Fragen: Was ist Realität? Wie entsteht sie? Was liegt hinter dem Sichtbaren? Wie kann ich meine Realität beeinflussen und erschaffen?
Als dann 2004 der Dokumentarfilm «What the Bleep do we know?» erschienen ist, habe ich auf viele dieser Fragen konkrete Antworten erhalten. «Ja, Gedanken erschaffen Realität.» «Ja, wir können unser Schicksal selbst

bestimmen.» Bleep war für mich revolutionär, weil viele spirituelle Annahmen wissenschaftlich erklärt worden sind mithilfe der Neurobiologie oder Quantenphysik zum Beispiel. Es ist meine Grundüberzeugung, dass jeder Mensch ein Schöpfer und dazu aufgefordert ist, das eigene Leben kreativ und schöpferisch zu gestalten.

**2** *Kann ich positives Denken wirklich lernen?*

Klar, ich würde es aber nicht unbedingt positives Denken nennen. Für mich ist es eher ein tägliches Training, nicht den Ansichten meines inneren Kritikers nachzugeben, sondern mich immer wieder auf meine Lebensvision auszurichten.

Es gibt diesen Teil in mir, der gerne kritisiert, sich beschwert oder verrückte Ängste hat und ich kenne keine Person, mit der ich ehrlich gesprochen habe, die diesen Teil nicht besitzt. Er gehört irgendwie zum Menschsein dazu.

Auf dem Weg, Träume wahrzumachen, ist es wichtig, diesen inneren Kritiker nicht allzu ernst zu nehmen. Ein Weg dahin ist, frische, konstruktive Gedanken zu denken. Das funktioniert für mich aber nur, wenn ich nicht krampfhaft versuche, positiv zu sein, sondern wenn ich dem inneren Kritiker ins Gesicht schaue und anerkenne, was da ist: «Aha, Du denkst also gerade, dass ich viel zu wenig Zeit habe und meine Projekte niemals umsetzen kann.» Erst wenn ich das nicht mehr zur Seite dränge, sondern meinen inneren Saboteur registriere, habe ich den Raum für frische Gedanken gemacht. Und dieser Prozess ist meiner Erfahrung nach nicht irgendwann abgeschlossen, sondern erfordert tägliche Wachsamkeit.

**3** *Du arbeitest mit Erfolgsmantren.*
*Was ist das und wie setzt du sie ein?*

Am Anfang, als ich mit meinem eigenen Business MAMA Revolution gestartet bin, hatte ich die typischen Sorgen und Bedenken, mit denen jetzt meine Kundinnen zu mir kommen:

«Bin ich wirklich gut genug?»
«Wird das überhaupt jemanden interessieren?»
«Was ist, wenn keiner kauft?»

Ich habe diesen Ängsten dann einfach eine neue Überzeugung entgegengesetzt, zum Beispiel:

«Ich bin genau die Richtige!» oder
«Ich gehöre schon immer zu den Großen!»

So einen kurzen Satz parat zu haben, mit dem ich meine Bedenken in ihre Grenzen weise, hat sich für mich als sehr hilfreich erwiesen – und ist es noch immer.
Deswegen habe ich diesen Sätzen den Titel «Erfolgsmantren» gegeben.

**4** *Was bedeutet für dich Spiritualität?*

Spiritualität ist für mich die Essenz allen Lebens, es ist das, was einem Körper aus Fleisch und Blut oder einer Pflanze Leben einhaucht.
Spiritualität bedeutet für mich nicht, dass man sich nur vegan ernähren oder nicht fluchen darf. Es ist eher das wachsende Verständnis darüber, dass ich mehr als mein menschlicher Körper bin.

**9** DER LUFTBALLON FLIEGT HOCH IM HIMMEL,
SCHNELL UND LEICHT,
EINS IST SICHER,
IRGENDWANN MACHT ES "PENG"!
UND ER IST ZUR LADUNG
AUF DER ERDE BEREIT.

# Himmel und Erde

Die Biographien von erfolgreichen Menschen aus den verschiedensten Bereichen sind faszinierend und wir können viel von ihnen lernen. Wie sind sie mit Misserfolgen umgegangen? Denn die hatten die meisten – bevor sie ihre Geschäftsidee erfolgreich umsetzten oder ihnen der Durchbruch als Künstler gelang.

Meine Beobachtung: Sie waren alle gut mit der Erde verbunden, waren präsent, sie hatten das Vertrauen, dass sie ihr Ziel erreichen. Sie glaubten an ihre Fähigkeiten und das wiederum verlieh ihnen unglaubliche Kräfte. Als sie diese Energie mit der Leichtigkeit des Himmels verbanden, waren dem Erfolg keine Grenzen gesetzt.

Genauso kenne ich Geschichten von Menschen, die einen Traum haben und ihn umsetzen möchten. Aber ihnen fehlt die Verbindung zur Erde und so schweben sie im Himmel und verlieren sich in ihrem Traum. Sie haben keine Ahnung, wie sie ihn auf der Erde umsetzen können. Sie versuchen es mit aller Kraft, kommen aber nicht ans Ziel.

Ich erzähle das, weil eine Himmel-Erde-Verbindung wichtig ist für den Kinderwunsch. Mir selber ist das damals nicht gelungen und so blieb ich in meinem Wunsch hängen. Es war auch viel einfacher, sich wegzuträumen, als auf der Erde anzukommen. Die Seele im Himmel braucht aber den Anker auf der Erde. Wenn du eine gute Erdanbindung hast, ist das eine große Hilfe, um leichter schwanger zu werden.

Warum kennen viele Frauen dieses Gefühl nicht?
Meine Erfahrung ist, dass die eigene Geburtsgeschichte im direkten Zusammenhang mit der mangelnden Anbindung steht. Die eigene Geburt, das Ankommen im Leben, ist ausschlagend dafür, wie verwurzelt jemand mit der Erde ist und wie groß das Urvertrauen ist.

Ich bin ein Kind, das 4 Wochen zu früh auf die Welt kam und mehrere Wochen alleine im Wärmebett lag, nicht gestillt und getrennt von der Mutter. Damit war meine Verbindung zur Erde gekappt und ich habe das Gefühl von Sicherheit nie kennengelernt. Ich litt unter großer Verlustangst und war nirgendwo zu Hause, vor allem nicht in meinem Körper. Körperlich äußerte sich das mit Problemen am Kreuz- und Steißbein.

Daher finden immer wieder Frauen mit ähnlichen Geschichten zu mir. Ihre Erzählungen bestätigen meine Feststellung: Ein Geburtstrauma, Kaiserschnitt, Saugglocke,

Zangengeburt oder die Trennung von der Mutter nach der Geburt spiegeln sich in der eigenen Biographie wieder. Ängste in jeglicher Form, Mangel an Liebe und Süchte sind häufig die Folge. Die Traumata können sich im Körper, oft in der Wirbelsäule, festsetzen und unbewusst den Weg des Wunschkindes blockieren.

In der Natur verkörpern die Bäume die Verbindung von Himmel und Erde. Sie können Lehrer, Tröster, Heiler und Zuhörer sein. Zur Geburt eines Kindes werden Bäume gepflanzt, der Baum ist ein Symbol für Wachstum und Fruchtbarkeit. Einen besseren Begleiter in der Kinderwunschzeit könnte es doch gar nicht geben! Daher möchte ich dich zu einem Ausflug nach draußen einladen.

Egal, ob du auf dem Land wohnst oder in der Stadt: Gehe an den Platz in der Natur, wo du gerne bist und der leicht erreichbar ist. Dort findest du den Baum, der dich ruft. Größe und Aussehen spielen keine Rolle. Lasse deine Gedanken für einen Moment ziehen, folge deinem Herzen und lasse dich von einem Baum finden. Hast du deinen Baum gefunden, dann nehme dir Zeit für eure erste Begegnung und lerne ihn kennen. Du berührst den Stamm mit den Händen, fühlst die Rinde und erforschst seine Form. Du kannst dich an den Stamm lehnen und spürst den Halt. Welche Farben haben die Blätter, wie sieht die Baumkrone aus, wie der Stamm und die Äste?

Der Stamm ist die Verbindung aus der Erde zum Himmel; wenn du genau schaust, wächst er meist nicht gerade in den Himmel. Er sucht sich seinen Weg und ist bereit, auch in andere Richtungen zu wachsen. Er findet immer seinen Platz. Genauso wie im Leben ist es geradeaus nicht immer möglich, doch es bieten sich unzählige andere Möglichkeiten an, um zu wachsen. Nun schaue dir die Wurzeln an, sie verbinden den Baum mit der Erde. Die Wurzeln sind ein Netzwerk und eine tiefe Verbindung zur Erde. Gleichzeitig nähren sie den Baum.

Auch wir Menschen brauchen diese Wurzeln in die Erde, sie schenken uns Wärme und Sicherheit. Gerade in schwierigen Zeiten, in denen wir uns leer fühlen, tut es gut, sich mit der Erdenkraft aufzuladen. Die Bäume sind eine Tankstelle für neue Energie und die ist sogar gratis. Jeden Tag beschenken sie uns mit ihrem unglaublichen Reichtum. Bäume sind unsere Lebensbegleiter, ohne Meckern und Zicken, sie sind immer da.

An einem Baum sitzen und ihm von Enttäuschung, Trauer und Unzufriedenheit zu erzählen macht frei, auch wenn du keine Antwort in Worten bekommst. Er hört dich! Manchmal wird der Kontakt intensiv sein, an anderen Tagen ist es eher schwierig, das ist völlig normal. Die Krone des Baumes ist Verbindung und Öffnung zum Himmel. In ihr schwingt der Satz «Ich empfange die Geschenke des Himmels». Die Blätter sind wie die Kinder, sie bewegen sich freudig und leicht an den Ästen, ihre Farben und ihr Klang berühren die Seele.

Baum-Meditation
Anwendung: Entweder du liest den Text laut vor und wiederholst innerlich, was du behalten hast. Oder findest jemanden, der ihn dir vorliest.

Diese Mediation kannst du an deinem Lieblings-
platz zuhause oder draußen in der Natur machen.
Du lehnst dich an den Stamm eines Baumes (in
Gedanken oder draußen) und achtest auf deinen
Atem. Atmest ein in den Himmel, atmest aus in die
Erde, du gibst alles, was dich aktuell belastet an die
Erde ab. Das machst du einige Atemzüge lang.

Du kommst in deine Mitte und wirst ein Teil der Natur. Du lässt dich fallen und der Baum gibt dir Halt.
Dann gehst du mit deiner Aufmerksamkeit in dein
Herz und dehnst deine Liebe aus bis in die Beine
und Füße. Deine Liebe fließt durch die Füße hin-
durch in die Erde. Wurzeln fangen an zu wachsen
– du bist verbunden mit der Erde. Sie schenkt dir
ihr rotes Erdenlicht und das fließt durch die Füße,
Beine und in den Unterleib. Wärme durchströmt
dich. Lasse dir Zeit, darin anzukommen. Deine Liebe fließt über den Kopf in den Himmel, bis sie den
Himmel berührt. Weißes Himmelslicht fließt aus
dem Himmel, in den Kopf und in deinen Körper.
Vertrauen durchströmt dich – du lässt dich fallen
und wirst getragen.

Die Augen sind geschlossen, du bleibst in diesem
Gefühl des Vertrauens und stellst dir eine Hängematte vor, die zwischen zwei Bäumen gespannt ist.
Eingekuschelt in eine warme Decke wirst du sanft
hin und her geschaukelt, hörst das Blätterrauschen,
der Wind streichelt sanft dein Gesicht. Du fühlst
dich warm und geborgen.

ÜBUNG TEIL 2

Du bist draußen, suchst dir einen Baum und setzt dich im Schneidersitz auf den Boden. Nimm Kontakt auf mit der Erde, fühle sie mit deinen Händen und rieche sie.

Atme tief ein und beim Ausatmen lässt du den Atem aus dem Körper in die Erde fließen. Einatmen in den Körper und beim Ausatmen den Atem durch die Scheide in die Erde fließen lassen. Du stellst dir vor, wie sich mit dem Atmen das Becken immer mehr öffnet, groß und weich ist – empfänglich wird. Du kannst dort einige Zeit bleiben. Du lässt dich von deinem Atem führen und sinkst mit ihm immer tiefer in die Erde. Einatmen in den Körper – Ausatmen in die Erde, bis der Atem das Erdfeuer berührt.

Mit dem nächsten Atemzug atmest du das Feuer ein und beim Ausatmen verteilt sich das Feuer im ganzen Körper. Das Feuer fängt in deinem Körper an zu lodern, über den Atem kannst du bestimmen, wie groß die Flammen werden. Das kannst du mehrere Male wiederholen. Halte deine Augen geschlossen und spüre im Körper nach: Wie fühlt sich dein Körper in Verbindung mit dem Feuer an?

## ESSENZ
· Himmel und Erde geben Gleichgewicht.
· Bäume sind kraftvolle Begleiter.
· Heile deine eigene Geburtsgeschichte.

HAND IN HAND AM STRAND,
KÄMPFEND MIT DEM WIND,
IHR DREHT EUCH UM,
IN EINE ANDERE RICHTUNG,
ER WIRD EUER FREUND,
IHR KÖNNT FLIEGEN...

## Zwei im gleichen Boot

Richtig! Du und dein Mann sind gemeint.

Wie geht ihr mit dem Kinderwunsch in eurer Beziehung um? Offen und ehrlich oder schweigt ihr lieber und jeder macht es mit sich alleine aus?

Vor 12 Jahren, ich selber mittendrin in diesem Thema, war Kinderwunsch in den Medien noch ein Tabuthema. Glücklicherweise hat sich das geändert und ist seit einigen Jahren immer wieder Gesprächsstoff in Talkshows und Frauenzeitschriften.

Doch obwohl das Thema gesellschaftlich anerkannt ist, bezieht es sich zumeist auf die Frauen. Männer kommen immer noch zu kurz und stehen alleine da mit ihren Gefühlen. Unerfüllter Kinderwunsch ist nun mal kein Thema für einen Männerabend, Fußballverein oder unter Kollegen. Schwanger werden wird gerne gleich gestellt mit häufigen und gutem Sex, dann wird es schon klappen. Alle Kinderwunschpaare wissen, dass es so nicht ist.

Es sind die Frauen, die dann losgehen und Hilfe suchen. Sie fühlen sich verantwortlich, weil das Kind in ihrem Körper wachsen wird. Oft sehen sie sich auch als «Schuldige» dafür an, dass es nicht klappt. Frauen, die zu mir zur Beratung kommen, erzählen es ihren Männern oft gar nicht und wenn, dann kommt häufig die Antwort: «Wenn es dir gut, aber an alternative Heilmethoden glaube ich nicht.» Dabei leiden sie genauso, ich weiß es!

Meine Bitte: Geht gemeinsam euren Weg, fangt an zu reden, zu fühlen, zu weinen. Schaltet den Kopf aus und findet das, was eure Herzen berührt. Ist der Mann bereit zu reden, bricht oft ein wahrer Gefühlsschwall aus ihm heraus. Er kann endlich erzählen, dass der Anblick von schwangeren Frauen und Kinderwägen auch ihn quält, Familienfeiern mit Kindern ihm einen Stich in der Brust versetzen, dass er sich als Versager fühlt.

Kontakte zu Männern sind eher selten, daher habe ich mich über folgende Begegnung gefreut: Vor einigen Jahren wurde meine Fruchtbarkeitsmassage mit einem Kinderwunschpaar von RTL gefilmt. Vor laufender Kamera zeigte ich dem Mann diese für ihn völlig fremde Massageform. Am Anfang fiel ihm das nicht leicht, doch nach einiger Zeit merkte ich, wie es bei dem Mann «Klick» machte. Er war im Herzen, er war berührt, das war einfach an seinem Blick zu sehen. Nach der Massage hörte er nicht mehr auf zu erzählen, Worte sprudelten förmlich aus ihm heraus, die er bisher lieber für sich behalten hatte.

Die Kameras waren schon längst aus, aber die besondere Stimmung blieb... Ein neuer Raum für beide hatte sich geöffnet.

Nun gibt es viele Paare, die den Weg der künstlichen Befruchtung wählen. Die Entscheidung kann ich absolut verstehen, wenn es körperliche Probleme gibt oder einfach die Altersuhr tickt. Wichtig finde ich nur, wie die Paare den Weg in die Kinderwunschklinik gehen. Leider erlebe ich es eher als mechanisches Vorgehen mit viel Druck, bei dem die Seele auf der Strecke bleibt und keine Beachtung geschenkt bekommt. Da höre ich die Kinderseelen STOPP rufen, sie wollen das nicht so!

Nun gibt es tatsächlich einige Kinder, die entscheiden, nicht auf dem normalen Weg zu ihren Eltern zu kommen. Sie wählen das Reagenzglas, den komplizierteren Weg. Vielleicht brauchen sie aber auch nur einfach länger und stellen ihre Eltern auf eine Geduldsprobe. Trotz allem benötigen sie eine bewusste Einladung und eine extra Portion Liebe und Zuversicht.

Die Behandlungen und das Warten auf das Ergebnis bringen die Wunscheltern oft körperlich und psychisch an die Grenzen ihrer Belastbarkeit. Daher kann ich nur empfehlen, den Körper innerlich auf die bevorstehende Behandlung vorzubereiten, damit er weich und empfänglich wird und die zukünftigen Mütter lernen, ihm zu vertrauen.

Wenn Frauen einige erfolglose Behandlungen hinter sich hatten, erlebe ich sie mit einem weiblichen Selbstbewusstsein, das gleich Null ist.

Nur: Wann ist der letzte Versuch? Ähnlich wie beim Roulette spielen setze ich alles auf Rot, noch dieses eine Mal, es könnte doch klappen, das Glück ist so nah...

Jetzt heißt es AUSSTEIGEN.

Den Kinderwunsch loslassen – früher habe ich dieses Wort gehasst. Wie soll das denn gehen? Er begleitet doch mein Leben, dann lasse ich doch mein Wunschkind los, dann macht mein Leben keinen Sinn mehr!

In dieser Phase ist es so wichtig, dass ihr gemeinsam als Paar den Reset-Knopf drückt. Das Kinderwunsch-Korsett in eurem Leben sprengt: Freude haben, neue Perspektiven entwickeln und einfach nur Sex haben – ohne Hintergedanken. Reden darüber, was euch wichtig ist, wovon ihr träumt, wie ihr glücklich werden könntet, auch ohne Kind...

Mit Sicherheit habt ihr noch andere Träume, aber der Kinderwunsch hat sie verdrängt. Holt sie wieder raus und lebt sie. Was wolltet ihr immer schon tun, habt es aber immer noch nicht gemacht?

Das könnte jetzt der Moment sein, in dem ihr feststellt, dass euer Leben sich nur noch um ein Thema dreht – über Jahre. Kennt ihr diese Sätze: Wenn unser Kind da ist, sind wir glücklich. Wenn ich nächstes Jahr schwanger bin... In die Zukunft abzuschweifen ist leicht, aber das Leben findet jetzt statt, genau in diesem Moment! Daher geht los und macht die Dinge, die schon lange in der Warteschleife stehen.

Und vielleicht kennt ihr die Geschichten von anderen Paaren, die sich bewusst für andere Dinge geöffnet haben... Plötzlich und unerwartet, meldete sich das Baby an.

Mein Blick geht, wie gesagt, in alle Richtungen und daher schaue ich mir gerne die Häuser der Paare an, die ich begleite. Zum Verständnis: Jedes Haus hat eine Geschichte und eine bestimmte Energie. Es gibt Häuser, da fühlt man sich sofort zuhause, sie besitzen eine warme und wohlige Energie – sie laden förmlich ein. Dann wiederum komme ich in Häuser, die strahlen etwas Gegenteiliges aus. Es fröstelt einen eher im Inneren und sie lösen ein Unbehagen aus. Besonders in alten Häusern können sich diese Gefühle zeigen, denn sie tragen häufig schwierige Familien- und Kriegsgeschichten, Trennungen und Todgeburten aus vielen Generationen mit sich. Diese Geschichten können das Leben körperlich und seelisch massiv beeinflussen und damit auch den Kinderwunsch.

Das Energetische Feng-Shui – ich nenne es ein Energetisches Säubern – ist eine hilfreiche Unterstützung, das Haus von Altlasten zu befreien, positive Energien zu stärken und dem Haus eine neue Ausrichtung zu geben, ganz auf die Wünsche des Paares abgestimmt.

Manchmal sehe ich Häuser, da haben sich im Laufe der Jahre Unmengen an Gerümpel angesammelt. Der Speicher ist voll, der Keller läuft über, die Bücher stapeln sich bis an die Decke.

Gehört ihr dazu? Dann ist jetzt die beste Möglichkeit, mit dem Aufräumen zu beginnen und sich von altem Ballast zu trennen. Vielleicht braucht es ein wenig Überwindung, aber es ist eine sehr wirkungsvolle Methode für einen Neustart. Bewegung kommt ins Leben, der Kopf wird frei und Ballast fällt ab – zu vergleichen mit einer Entgiftungskur für den Körper!

## ESSENZ

· Schluss mit Schweigen.

· Einfach leben!

· Aufräumen bringt Bewegung.

DER SCHALTER DES WHIRLPOOLS IST AN,
BLUBBERNDER SPRUDEL,
AM GANZEN KÖRPER,
JEDE ZELLE WIRD LEBENDIG UND
MIT LIEBE DURCHSTRÖMT.
DAS IST FRAUENZAUBER:
WEIBLICH UND SEXY.

# Weiblichkeit in Freude

Die Entscheidung für ein gemeinsames Kind erhöht ungemein den Lustfaktor. Der Gedanke, heute könnte es passieren, ist magisch und gibt vielen Paaren das gewisse Kribbeln. Am Anfang ist die Zeit um den Eisprung noch nebensächlich. Doch nach einem Jahr ist die Lockerheit verschwunden, und aus der Vorfreude ist eher Terminsex geworden. Das bleibt nicht aus, wenn der Wunsch schon lange besteht.

Sich einfach gehenlassen und genießen, ohne ständig das Wunschkind im Kopf zu haben, ist verdammt schwer. Dieser Wechsel: Heute könnt es passieren, vielleicht jetzt gleich, und gerade kann gar nichts passieren, ist emotional anstrengend, da spielen natürlich die Hormone verrückt.

Weiblichkeit – ein Wort, mit dem ich lange absolut nichts anfangen konnte und wenn, dann überhaupt nur in Verbindung mit Erotik, Schönheit und «eine gewisse Anziehung auf Männer haben». Kinderwunsch und Weiblichkeit – das habe ich erst recht nicht zusammengekriegt, denn in dieser Zeit sollte mein Körper nur funktionieren. Ihm zuzuhören, mich fallenzulassen, ohne das Ziel zu kennen, das war mir fremd. Die Lust flammte jeden Monat um den Eisprung auf, aber dann sank sie genauso rapide wieder ab. Wellen der Unausgeglichenheit durchzogen mein Alltag. Erst die Bereitschaft, meinen Körper zu fühlen, nicht über Schmerz, sondern durch Liebe, veränderte alles. Und eine Stimme sagte: Nur in dir findest du das, wonach du dich sehnst – die weibliche Fülle. Richtest du den Blick aufs Äußere, bleibst du weiterhin in der leeren Hülle stecken.

Ich schaue mir gerne Stars an und versuche den Blick hinter die Glitzerroben und das perfekte Make-up zu richten: Was macht sie besonders anziehend? Einige haben einen besonderen Glanz in ihrer Aura. Was das ist? Ich würde sagen: innere Zufriedenheit und Selbstliebe. Das lässt sie strahlen und noch schöner werden – egal ob in Jogginghose oder Designerkleid. Bewusst mit dem Körper verbunden sein, ihn lieben vom Kopf bis in die Fußspitzen, Präsenz zeigen und trotzdem das Feine verströmen – das ist der Zauber und gilt für alle Frauen.

In manchen Frauenköpfen ist leider immer noch gespeichert: Selbstliebe ist egoistisch, die darf ich nicht zeigen. Aber wer verbietet dir, dich im Übermaß zu lieben und das zum Ausdruck zu bringen?

Vor einiger Zeit hielt ich einen Vortrag mit dem Thema «Verlieb dich in dich selbst». Der Raum war gut gefüllt, der Titel hatte einige Leute neugierig gemacht. Beim Thema «Den Körper fühlen und sich selber lieben» schaute ich zum Teil in erstaunte Gesichter. Dann ging ich noch einen Schritt weiter, schaltete meinen CD-Player an und lud die Zuhörer ein, auf das Lied «Around the world la, la, la…» – ein Ohrwurm für gute Laune – zu tanzen. Einige verließen den Raum und schüttelten den Kopf über diese Idee. Sie konnten einfach nicht über ihren Schatten springen und den Freudenfluss zulassen. Alle anderen hatten einen großen Spaß und gingen verliebt lächelnd nach Hause. Was hättest du gemacht?

Das Warten auf das Wunschkind in eine freudige und lustvolle Zeit zu verwandeln, das wäre eine Möglichkeit aus dem Frust auszusteigen, braucht aber auch die Bereitschaft für Veränderung. Wie gesagt, Weiblichkeit beginnt im Inneren! Was nützt ein sexy Outfit, wenn du dich eigentlich unattraktiv findest?

Ein wunderbares Symbol für die Verbindung von Weiblichkeit und Wasser ist die Muschel. Sie steht für Geburt, Leben und Fruchtbarkeit. Die Muschel hütet ein kostbares Geschenk – die Perle. Diese wird aber nur sichtbar, wenn die Muschel bereit ist, sich zu öffnen.

Eine ganz simple Methode, sich auf das weibliche und prickelnde Gefühl einzulassen, ist das Element Wasser. Ein Symbol für Leben und Emotionen mit den verschiedensten Eigenschaften von weich, verspielt, wild bis hin zu bahnbrechend. Wasser ist der linken Körperhälfte zugeordnet – sie ist deine intuitive und empfangende Seite. Häufig kann ich bei den Frauen diese Seite gar nicht mehr wahrnehmen. Sie ist ausgeschaltet durch den körperlichen Stress. Bildlich gesehen: Das Wasser, und damit die Gefühle, wird gestaut, der Freudenfluss ist nicht mehr da.

Und wieder lohnt sich es, einen Blick auf die Kinder zu werfen, denn sie machen es uns vor. Ich habe nämlich noch kein Kind gesehen, welches im Umgang mit Wasser freudlos ist. Schwimmbäder und Strände sind Orte, wo wir das lauteste Kinderlachen hören und Erwachsene wieder Kinder werden.

Hast du Lust auf ein Spiel mit dem Wasser? Ich möchte dir zeigen, was du mit inneren Bildern bewegen kannst.

ÜBUNG

Gehe in Kontakt mit der linken Körperhälfte und schließe die Augen. Du stellst dir vor, dass über dir ein Wasserfall ist und er in deinen Kopf fließt. Das Wasser fließt zuerst in deine linke Körperhälfte, von oben nach unten bis in die Füße. Der Wasserfluss kann kräftig oder sanft, schnell oder langsam sein. Du gibst ihm die Temperatur, die du dir wünschst, erfrischend oder schön warm, und eine Farbe, die dir spontan einfällt.

Lass dir Zeit, das Wasser in dir wahrzunehmen. Was verändert sich – spürst du die Bewegung, deine linke Seite?

Du füllst dich nun komplett mit dem Wasser und es fließt in alle Körperstellen und Organe. Stelle dir vor, wie es in deine Eileiter fließt. Sie werden durchspült, gereinigt und durchlässig. Weiter geht's in die Eierstöcke und das Wasser sprudelt in ihnen und sie werden aktiviert. Du siehst, wie das Wasser die müden Eizellen aufweckt, und sie beginnen zu tanzen und sich zu vermehren. Zum Schluss fließt das Wasser in die Gebärmutter und es wird «Hausputz» gemacht.

Der Müll der vergangenen Jahre wird entsorgt. Du bleibst mit dem Wasserfluss verbunden – du atmest, fühlst und lässt ihn fließen. Dein Mantra dazu ist: Ich empfange.

Lass dir bitte Zeit, damit die Übung wirken kann. Wie nimmst du nun deinen Körper wahr?

Im Alltag kannst du versuchen, den neuen Wasser-kontakt zu intensivieren, beim Duschen, Schwimmen, Trinken, Händewaschen. Der Körper lernt wieder, in den ureigenen Fluss zu kommen und die weibliche Seite zu aktivieren. Gibt es einen Lieblingsort mit einem Gebirgs-bach, einer Wasserquelle, einem See oder Meer? Reise in Gedanken dorthin, das ist eine Möglichkeit, um zur Ruhe und in die Stille zu kommen. Das Wasser in dein Leben einzuladen, ist der Schlüssel für mehr Freude und Leich-tigkeit.

Die rechte Körperhälfte dagegen ist die männliche Seite und wird dem Element Feuer zugeordnet. Bei einem lang andauernden Kinderwunsch kann sie sehr ausgeprägt sein. Im Alltag macht sich das folgendermaßen bemerk-bar: alles in der Hand haben wollen, planen, dass der Wunsch sich erfüllt. Die Gefühle werden dabei wegge-drückt und Härte entsteht.
Positiv gesehen ist Feuer die Kraft im Leben, die stark macht, sie ist der innere Antrieb, der den Mut gibt, Dinge umzusetzen, Größe und Selbstbewusstsein zu zeigen. Und das Feuer verkörpert Leidenschaft. Sie hilft, mal auf den Tisch zu hauen und die Meinung zu äußern. Nur «lieb und nett» sein funktioniert dann nicht mehr.

Die Kunst ist, die linke und rechte Seite in Balance zu bringen und auf diese Weise in deine Mitte zu kommen, aber auch, ein völlig neues Körpergefühl zu entwickeln. Beobachte im Alltag: Welche Seite lebst du mehr? Hast du einen leichteren Zugang zum Wasser oder zum Feuer?

Ich lade dich zum nächsten Spiel ein, bist du bereit?

ÜBUNG

Gehe in Kontakt mit deiner rechten Körperhälfte und nimm dir Zeit, auch diese Seite wahrzunehmen. Du lässt deinen Atem bewusst dorthin fließen und stellst dir vor, über deinen Atem fließt Feuer in die rechte Seite. In Dir beginnt ein Feuer zu brennen. Die Flammen werden größer und kräftiger, sie entflammen sich in dir und nehmen irgendwann Raum im ganzen Körper ein.

Lass dir Zeit und werde dir bewusst, wie mächtig das Feuer ist, welche Blockaden gesprengt werden können und du Mut bekommst, die eigenen Grenzen zu überschreiten. Spüre und atme – lasse es immer größer werden. Die kraftvollste Verbindung, die ich kenne, ist Wasser und Feuer.

Das machst du jetzt in deinen Gedanken: Feuer und Wasser treffen sich in deinem Herzen und eine goldene Kugel, die mit Wasser gefüllt ist, entsteht. Du schickst sie gedanklich langsam in den Unterleib, spürst wie sie immer praller wird, sich ausdehnt, bis du sie nicht mehr halten kannst... Sie zerplatzt in tausende Wassersprühfunken. Sie strömen in den ganzen Körper und verteilen ihre Energie.
Die Verschmelzung von beiden Elementen kann sich wie ein Orgasmus anfühlen – sie ist Schöpfung, Neuanfang und Geburt!

Ich verrate dir: Wenn du dich deinen inneren Bildern hingibst, ist das der Beginn einer neuen Form von Lust und Weiblichkeit.

**ESSENZ**
- Verliebe dich in dich selbst!
- Wasser ist der Fluss der Gefühle.
- Feuer sprengt die Grenzen.

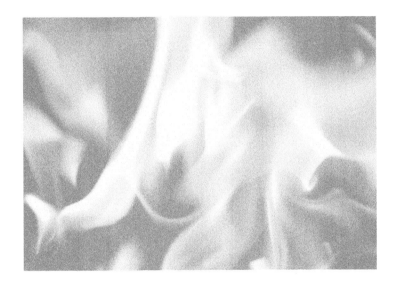

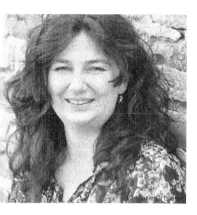

# DIE KINDERWUNSCHZEIT LUSTVOLL GESTALTEN

## Ute Benecke

www.utebenecke.de

Ute Benecke hilft Frauen dabei, Ängste und Scham zu überwinden, so dass sie in ihre volle, sexuelle Kraft kommen und wieder mit sich selbst, mit ihrer Quelle und ihrer Weiblichkeit verbunden sind. Anstatt zu versuchen, der bessere Mann zu sein, geht es darum, kraftvoll, sinnlich und in vollen Zügen Frau zu sein und es zu genießen.

Ute Benecke ist eine Frau, die weiß wovon sie spricht. Sie hat selbst erlebt, was es bedeutet, wenn der Kinderwunsch nicht erfüllt werden kann.

**1** *Du bist Coach für Sexualität und Weiblichkeit.*
*Ist es möglich die Kinderwunschzeit in eine lustvolle*
*Zeit zu verwandeln.*

Ja, auf jeden Fall. Wenn zu viel Druck da ist, macht es keinen Spaß. Deshalb lohnt es sich, Zeiten zu haben, in denen es nicht um den Kinderwunsch geht. Auszeiten quasi. Das ganz bewusst auf die Seite zu packen. Manchmal verordne ich Kunden ein Orgasmus-Verbot, weil sie so darauf fixiert sind, einen Orgasmus zu haben, dass gar nichts mehr geht. Doch wenn sie keinen Orgasmus haben dürfen, sieht das ganz anders aus. Der Druck fällt weg und Möglichkeiten beginnen.

So ist es auch beim Kinderwunsch. Bewusst freie Zeit nehmen, wo es nur um die Lust geht, nur um die Begegnung, nur um fühlen, spüren und genießen. Wo nichts passieren muss. Das mag am Anfang komisch sein, doch es lässt sich lernen und es lohnt sich.

**2** *Du bietest Lust-Coaching an. Kann ich Lust lernen?*

Lust ist wie ein Muskel, sie will trainiert werden. Wenn du dich auf Lust fokussierst und täglich fragst: «Worauf habe ich heute Lust?», dann wächst die Lust in deinem Leben. Das ist übrigens auch unabhängig von einem Partner. Die Lust muss jeder in sich selbst wecken. Lust von außen hält meist nicht lange. Deshalb ist Frau selbst zuständig für ihre Lust. Das nimmt auch enorm viel Druck vom Partner weg. Selbstbefriedigung ist eine tolle Möglichkeit, die Lust anzukurbeln. Die Frage ist immer: Brennt dein Feuer, lodert es oder ist es schon erloschen?

**3** *In meiner eigenen Kinderwunschzeit konnte ich meinen Körper nicht mehr spüren. Wie erfahre ich wonach sich mein Körper sehnt?*

In dem ich mir Zeit nehme, um zu lauschen. Unser Körper ist viel schlauer als unser Verstand. Doch oft sind wir nur im Kopf. Deshalb verbinde dich mit deinem Herzen, mit deiner Vulva und lausche. Frage deinen Körper, was er braucht. Er gibt dir die Antworten. Höre auf ihn.

**4** *Wie kann aus Frust Lust werden, wenn ich gerade wieder einen negativen Schwangerschaftstest in den Händen halte?*

Erst mal tief durchatmen, einfach nur fühlen und zulassen,

was gerade ist. Es ist sowieso da und es macht keinen Sinn, dagegen anzukämpfen oder es zu unterdrücken. Was würde dir jetzt guttun? Eine Umarmung, einfach nur gehalten zu werden, unter der Bettdecke verschwinden... Gönne dir diese Zeit.

Danach fokussiere dich wieder auf «worauf habe ich Lust.» Ich weiß, das hört sich jetzt vielleicht einfach an. Die Frage ist: Bist du bereit, die Verantwortung zu übernehmen oder suhlst du dich lieber noch länger im Leiden? Denn das ist eine Entscheidung. Der Fokus auf das, worauf ich Lust habe, kann dein ganzes Leben verändern. Ein wichtiger Faktor, um Frust in Lust zu drehen, ist Vertrauen und Dankbarkeit. Vertrauen in dich selbst und ins Leben, dass alles geführt ist. Wofür bist du dankbar? Und dann wieder: Worauf hast du Lust?

**12** MIT WORTEN JONGLIEREN,
WIE BÄLLE,
HIN UND HER,
HOCH UND RUNTER,
EIN LEICHTES SPIEL,
MIT VIEL SPAß.
VORHANG AUF
FÜR DIE GEFÜHLE.

# Wortzauber

Du weißt, ich liebe das Spiel mit Worten, Farben und Bildern. Wenn sich gar nichts mehr weiterbewegt und du glaubst, dein Leben steht still – dann werde kreativ!

Kennst du Poetry Slam? Eine bekannte Vertreterin für Poetry Slam ist Julia Engelmann. Mit ihrem Beitrag «One Day» hat sie Millionen begeistert. Ihre Botschaft, mutig zu sein, und das Leben zu leben, bevor es zu spät ist, trifft es voll auf den Punkt. Wie sie das macht? Sie spielt mit Worten – laut, leise, wachmachend und immer berührend bringt sie ihre Message zum Ausdruck und trifft die Herzen von Jung und Alt.

Ich habe für dich einen Slam geschrieben und in ihm geht's darum, die Gefühle der linken und rechten Körperhälfte zum Ausdruck zu bringen. Du gibst jeder Seite eine Stimme und beide fangen an, miteinander zu kommunizieren. Die Worte werden nicht nur gelesen, sondern performed. Das heißt, du darfst auch schreien, flüstern, jaulen, kreischen – den Texten Leben einhauchen.

Damit du ein Gefühl bekommst, was die Worte bewirken können, hier die Rückmeldung einer Klientin:
«Zuerst konnte ich mit dem Text nicht so viel anfangen, ich verstand ihn erst, als ich ihn nicht nur gelesen, sondern auch gelebt habe. Als ich den Kopf ausschaltete und mich einfach darauf einließ, hat es funktioniert. Ich las den Text mehrmals mit vielen unterschiedlichen Aussprachen (leise, laut, hoch und tief) und mit diversen Körperbewegungen dazu, ich spürte das Fließen im Körper. Einen sehr angenehmen, warmen Fluss im Körper und der Wortklang schwang durch meinen Körper, es hat gekribbelt. Verspürte eine sehr angenehme Leichtigkeit, Entspannung und Zufriedenheit.»

Und jetzt komm raus, betrete deine Bühne. Stelle dir eine Zirkusmanege vor: buntes Licht, Sterne an der Kuppel und einen Zuschauerraum. Endlich darfst du dich zeigen – echt und mit all deinen Emotionen.

Du bist dran mit deiner Performance!

### Freiheit
Prinzessin ≈ wunderschön ≈ mit Thron ≈ diamantenbesetzt ≈ ein Schloss ≈ in Prunk ≈ Gitter aus Gold ≈ ein Paradies ≈ mit Rosen ≈ blütenfroh ≈ eine Schwärze ≈ mittendrin ≈ dunkler Schatten ≈ Monstergefühle ≈

schleichen herein ≈ machen alles kaputt ≈ überall ≈ Krone ist weg ≈ bewegungslos ≈ gefesselt ≈ ein starkes Seil ≈ fest geschnürt ≈ Luft bleibt weg ≈ keine Hoffnung ≈ schonungslos ≈ bewege den Kopf ≈ in alle Richtungen ≈ der Geist macht mit ≈ irgendwie anders ≈ neu sortiert ≈ blauer Himmel ≈ kommt durchs Fenster ≈ sanft ≈ geströmt ≈ Fesseln werden dünn ≈ bewege mich ≈ hin und her ≈ zerfallen ≈ ganz fein ≈ sind Pusteblumen ≈ in der Hand ≈ mache sie auf ≈ fliegen in den Wind ≈ tanzen im Himmel ≈ einen Sternentanz ≈ schaue in den Spiegel ≈ glitzernde Augen ≈ die Seele ist leicht ≈ Wind kommt ≈ nimmt mich mit ≈ weit weg ≈ alles neu ≈ atme ≈ lebe ≈ mit allen Sinnen ≈ bedingungslos ≈ bin bereit ≈ springe ≈ habe Flügel ≈ falle ≈ leicht ≈ ins Wolkentrampolin ≈ lande ≈ in der Unendlichkeit.

Am Ende schließe bitte die Augen und gehe mit der Aufmerksamkeit in deinen Körper. Der Wortklang ist noch in dir und schwingt weiter wie eine Klangschale. Was bewirkt er in dir? In den folgenden Kapiteln werde ich dich mit drei weiteren Slams überraschen, und du hast die Möglichkeit, weiter zu üben. Oder magst du jetzt schon deinen eigenen Slam schreiben?

**ESSENZ**
· Lerne das Spiel mit Worten.
· Performe deine Gefühle.
· Wortklang bewegt.

**13** MIR IST KALT UND ICH FÜHLE MICH NACKT.
ICH MÖCHTE WARM EINGEHÜLLT IN LIEBE SEIN.
DIE KÄLTE MACHT ES MIR SCHWER, MEINEN PLATZ ANZUNEHMEN
UND LÄSST MICH ZÖGERN.
ICH BRAUCHE DIE SONNE,
DIE GIBT MIR VERTRAUEN,
DIE VERBINDET MICH
MIT HIMMEL UND ERDE.

# Seele trifft Kinderwunschklinik

I have a dream...

Ja, den habe ich:
Kinderwunschkliniken werden ein
Geburtshaus für Kinderseelen.

Mit Farben an den Wänden, gedämpftem Licht, Kerzen und Bildern. Die Frauen werden mit einer Fruchtbarkeits-massage auf die Behandlung vorbereitet. Ihre Anspannung kann sich lösen, die Bauchregion und der Unterleib werden weich. Zuversicht und Vertrauen fließen in ihre Körper. Die Behandlungsräume strahlen Wärme aus und sind eine Einladung an die Kinderseelen.

Denn das Leben des Kindes beginnt nicht erst im Kreissaal, sondern schon in den Kliniken.

Ich behaupte, es gibt zwei Geburten:

Die Himmelsgeburt – die Seele findet ihren Weg
in den Körper der Mutter.
Die Erdengeburt – das Kind entscheidet sich für den
Weg aus dem Körper der Mutter ins Leben.

Schon mit diesem Gedanken kann ein anderes Bewusstsein für den Kinderwunsch in dir wachsen. Stelle dir vor, du sitzt in einem abgeschlossenen Raum, nichts kann zu dir rein und du bist eingeengt. Nun gibst du dir die innere Erlaubnis, dass sich die Tür öffnet. Auf einmal hast du die Möglichkeit, andere Räume zu betreten, dich auszudehnen. Lichter gehen an und Leben zieht ein – aus einem Raum wird ein ganzes Haus.

Ich wünsche mir, dass immer mehr Ärzte spüren, dass eine Brücke zwischen Medizin und Seelenwelt gebraucht wird. Genau diese Welt schreit nach Veränderung – sie ist unser Wachmacher für eine andere Lebenssicht.

Immer wieder berichten mir die Frauen von der Ohnmacht, die sie während des Transfers in der Kinderwunschklinik empfinden. Sie fühlen sich fremdbestimmt und haben das Gefühl, sie können nichts tun. Du hast die Möglichkeit, dich völlig in die Hände der Medizin zu begeben. Ich bin mir aber sicher, dass sich dein Kind eine starke und selbstbewusste Mutter wünscht.

Entscheide, ob du die Behandlung als medizinischen Akt oder als eine feierliche Einladung der Seele auf die Erde siehst. Was hast du zu verlieren? Gefragt ist jetzt, deine alten Vorstellungen über Bord zu werfen und dich komplett auf ein dir noch fremdes Terrain einzulassen. Wenn nur ein kleiner Funken aus dem Himmel rüber springt, reicht das schon, um die Momente in der Klinik heilig werden zu lassen.

Die seelische und körperliche Verfassung an dem bewussten Tag spielt eine große Rolle und ist entscheidend für den Erfolg. Leider starten viele Paare nach einer langen Kinderwunschzeit mit einem angekratzten Selbstwertgefühl in die Behandlung, was natürlich absolut verständlich ist. Das heißt, sie befinden sich in einem Gefühlsmix von großer Hoffnung, Ungewissheit und Angst. Diese Emotionen schwingen automatisch in den Raum und werden unbewusst zur Kinderseele gesendet. Es sind Minuten, die über die Zukunft und das Glück eines Paares bestimmen. Völlig verständlich, wenn einige da an die Grenzen der Belastbarkeit kommen.

Ich empfehle daher mentale Begleitung kurz vor der Behandlung, wenn möglich auch in der Kinderwunschklinik.

Erschaffe ein neues Bild!

Vielleicht so: Du hast ein Blind Date mit der Kinderseele. Schon Tage zuvor bist du aufgeregt und bereitest dich auf das Treffen vor. Liebevoll bist du zu deinem Körper, hältst immer wieder die Hände auf den Unterleib. Der Körper ist warm und erfüllt von Vorfreude auf das Treffen. Wann immer es geht, schickst du Freudengedanken an die Kinderseele. Mit einem positiven Gefühl gehst du in die Klinik. Du weißt, alles ist perfekt arrangiert und du hast Vertrauen. Die Kinderseele ist schon da, sie will endlich zu dir kommen. Nur die Verbindung möchte noch geschaffen werden. Auf diese Gedanken reagiert der Körper mit Sicherheit. Er wird weich, das Herz ist offen, der Körper ist empfangsbereit.

Sobald aber der Herzenskontakt mit der Kinderseele da ist, entsteht das Gefühl von Zusammengehörigkeit. Beide Seiten wissen, dass sie nicht mehr alleine sind. Das hört sich einfach an, es ist jedoch eine sehr wirkungsvolle Methode. Das Kind spürt: Ich bin willkommen.

Welche Rolle spielen die Männer?

Sie sind die Begleiter, Zuschauer und «Lieferanten für die Spermien». Das ist hart, wenn man bedenkt, dass sie im Alltag die Macher sind. Männer sind es gewohnt, Verantwortung zu übernehmen, aber in einer Kinderwunschklinik stehen sie in der zweiten Reihe. Wie auch später in der Schwangerschaft, bei der Geburt und beim Stillen. Die Männer kommen nie in Genuss der körperlichen Einheit mit dem Kind, wie ihre Frauen es können.

Im Kreissaal hat sich viel getan, wenn ich überlege, dass die Männer früher vor der Tür warten mussten. Heutzutage dürfen die Männer die Nabelschnur durchtrennen und es kann von Anfang an eine viel engere Beziehung zum Kind entstehen.

Bei Spermienproben und dem Gang in die Kinderwunschklinik sieht das schon anders aus. Da ist ein Punkt erreicht, an dem der Mann nicht mehr gerne spricht und sich eher zurückzieht. Bisher hat mich noch kein Mann angerufen und wollte freiwillig einen Termin haben. Und wenn ich von Kinderseelen rede, dann wird's eher noch schwieriger.

Aus diesem Grund habe ich ein Paar in meine Praxis eingeladen, das schon drei vergebliche Versuche in einer Kinderwunschklinik hatte. Ich wollte wissen: Wie tickt ein junger Mann Ende Zwanzig, der sich mit Kinderlosigkeit beschäftigen muss, während im Freundeskreis gerade alle Frauen schwanger werden? Ein selbstbewusster Mann erzählt mir von seinem Schmerz und seiner Hilflosigkeit. Ich spüre, wie Stärke und Weichheit miteinander kämpfen. So viel Liebe und Sehnsucht sind da, als er von seinem Wunschkind berichtet, nur wohin mit dieser ganzen Liebe? Wenn wieder der Anruf der Kinderwunschklink kommt – mit einem negativen Ergebnis – dann sind sie wieder da, die Einsamkeit und die Ratlosigkeit.

Ich frage den Mann: Glaubst du, dass dein Wunschkind ein Seelenlicht ist, möchtest du es fühlen? Das war ihm für den Moment zu viel, er konnte sich noch nicht öffnen. Ich weiß, dass eigentlich nur Angst dahintersteckt. Und die haben viele: Was passiert mit mir, wenn ich meinen gewohnten Raum verlasse, wenn ich Dinge fühle, die nicht greifbar und für die Augen unsichtbar sind? Es könnte doch sein, dass mir das Leben aus den Händen gleitet…

Für viele Männer ist diese Art und Weise, den Kinderwunsch zu erleben, noch befremdlich. Das finde ich vollkommen in Ordnung – die neue Sichtweise braucht Zeit und kann schon gar nicht erzwungen werden. Irgendwann schreit das Leben von ganz alleine, wenn nichts mehr geht: Du hast die Wahl in deinem alten Trott weiterzumachen oder mutig eine Schwelle zu übertreten, ohne zu wissen was auf dich zukommt.

An dieser Stelle eine Frage, die ich gerne an Männer und Frauen stelle, die sich für eine Kinderwunschklinik entschieden haben: Wann fängt ein Leben wirklich an? Meine Behandlungen bestätigen es mir immer wieder: Kinderseelen existieren bereits vor der Einnistung. Nur eben auf einer anderen, feinstofflichen Ebene, die sich für uns im Laufe unseres eigenen Lebens verschlossen hat.

Ja, es braucht Mut, sich aus den selbst gebauten Mauern zu befreien, doch die Freiheit dahinter ist groß. Das Herz dehnt sich aus, der Blick wird neu und die Möglichkeiten sind auf einmal grenzenlos. Ein neues Bewusstsein kann die Chancen auf eine erfolgreiche IFV deutlich erhöhen.

**ESSENZ**
- Die Verbindung von Mutter und Kinderseele macht stark.
- Mentale Vorbereitung schafft Ruhe und Gelassenheit im Körper.
- Mutige Paare fühlen ins Herz.

**14** DER PLAN WAR ANDERS,
JETZT IST DAS KLEID ZU ENG,
BIST EINFACH RAUSGEWACHSEN.
KAUF DIR EIN NEUES,
WIE SIEHT'S WOHL AUS?
SCHÖN! MIT BUNTEN BLUMEN VIELLEICHT...

# Mama mit Kinderwunsch

«Meine Geschichte hat ein Happy-End» – mit diesem Satz habe mir immer wieder Mut gemacht. Lächelnd erschien ich auf Familienfeiern, Elternabenden und Geburtstagen, dabei war ich unendlich traurig. Ich träumte von einer Patchwork-Familie mit vielen Kindern und hatte das Gefühl, dass meine Umgebung nur aus Großfamilien bestand.

Auf Elternabenden sah ich Mütter, die mit Mitte 40 ihr viertes Kind bekamen – ich spürte die Stiche tief in meinem Herz.
Gehörst du auch zu den Müttern, die vergeblich versuchen ein weiteres Mal schwanger zu werden, und an dieser Sehnsucht fast zerbrechen? Nach außen bist du zufriedene Mutter, jedoch im Innen bröckelt das Glück und das Loch wird immer größer?

Für alle: Der Schmerz einer Mutter, die sich ein zweites, drittes oder viertes Kind vergeblich wünscht, ist nicht geringer als bei den Frauen, die auf ihr erstes Kind warten. Ich öffne für die Frauen einen Raum, damit sie endlich gesehen und gehört werden. Schluss damit, dass die Mütter mit ihrem Leidensdruck nicht ernst genommen werden. Dafür habe ich schon zu viele Frauen in meiner Praxis gehabt, die mit einem schlechten Gewissen ihre Geschichte erzählen. Ihr Umfeld bezeichnet sie als undankbar, weil sie schon ein oder mehrere gesunde Kinder haben. Sobald das erste Kind ein Jahr alt ist, kommen die Fragen nach weiterem Nachwuchs aus dem Umfeld, zuerst häufiger, mit der Zeit immer seltener und irgendwann herrscht Stille. Es könnte ja auch sein, dass es in der Partnerschaft kriselt, oder gerade Sexflaute herrscht? Aber keiner merkt, dass die Frauen, die ihr Kind in den Kindergarten bringen, von der Schule abholen oder es auf dem Fußballfeld anfeuern, sich sehnlichst ein weiteres Kind wünschen.

Auch Kinderspielgruppen können der blanke Horror werden. Nämlich wenn die erste Mutter ihre zweite Schwangerschaft verkündet und damit einen regelrechten Baby-Boom auslöst – Schlag auf Schlag folgen ihr die anderen Frauen. Nur du sitzt noch da ohne Babybauch, alleine – nicht schwanger – das ist niederschmetternd.

Mir scheint, dass es eine Hierarchie unter Müttern gibt. Die mit den meisten Kindern genießen auch das größte Ansehen, sie wissen Bescheid. Als Mutter mit einem Kind gehörst du nicht wirklich dazu, auf einmal kannst du nicht mehr mitreden.

Ich bin damals in eine Traumwelt gerutscht, dort hatte das dritte Kind schon einen Platz in unserer Familie. In meinen Gedanken stand ein Babystühlchen am Tisch oder ich ging mit Kinderwagen durch die Stadt – mein drittes Kind war ständig präsent.

Gleichzeitig fühlte ich mich als Versagerin vor meinen Kindern und meinem Mann. Ich war unfähig, ihnen eine Schwester oder einen Bruder zu schenken, und meinem Mann konnte ich nicht seinen Herzenswunsch nach einem eigenen Kind erfüllen.

Falls dir das bekannt vorkommt, habe ich eine Übung für dich.

ÜBUNG

Lege die rechte Handfläche auf dein Herzchakra – also auf die Brustkorbmitte – und beginne, sie im Uhrzeigersinn kreisen zu lassen. Während des Kreisens sagst du immer wieder: «ICH VERZEIHE MIR.»

Ab sofort ist das dein Mantra, welches du immer wieder sagen kannst. Du stellst dir vor, dass du mit dem Kreisen Wasserwellen in deinem Körper in Bewegung bringst. Sie können sich über deinen ganzen Körper ausdehnen und in dein Herz strömt Wärme.

Das kannst du so oft machen, wie du magst und schaue auf den Umgang mit dir selbst. Fängst du an, friedlicher mit dir zu werden?

Wünschst du dir noch mehr Veränderung, dann beginne dich in den nächsten Tagen zu beobachten: Wie oft bist du in Gedanken bei deinem Wunschkind? Versuche mal, grob zu schätzen – eine Stunde oder mehr?

Das ist die Zeit, in der du ständig aus deinem Leben rausspringst und nicht wirklich da bist. Du hast die Möglichkeit dich weiter «wegzuträumen» oder dich für ein Leben im Jetzt zu entscheiden. Sei ehrlich, wann bist du innerlich bei der Kinderseele, während du mit deinem Kind spielst, das schon bei dir ist? Wie oft bist du bei Familienausflügen geistesabwesend, weil du mal wieder denkst, dass du schwanger bist?

Hier ein Wachmacher für das Ankommen im Jetzt. Richte deine Gedanken und dein Tun nur auf den Moment aus.

Das heißt:
- Wenn du mit deinem Kind zusammen bist,
  dann genießt du jede Minute bewusst mit ihm.
- Wenn du kochst, konzentrierst du dich auf das leckere Essen.
- Wenn du Sport machst, lenkst du deine Aufmerksamkeit nur auf deinen Körper.
- Wenn du deinen Mann liebst, dann schenkst du ihm hundertprozentig deiner Aufmerksamkeit.

Natürlich darfst du an dein Wunschbaby denken, aber nehme dir bewusst Zeit dafür, zum Beispiel 10 Minuten am Tag. Du redest innerlich mit deinem Kind, schickst ihm Liebe und dann richtest du den Fokus wieder auf andere Dinge. Du wirst spüren, dass du dein Leben intensiver wahrnimmst. Überraschende Momente können auftauchen, weil der Blick sich verfeinert und du kleine Dinge wahrnimmst.

Ein Beispiel: Du gehst spazieren und nimmst dir Zeit, die Natur zu entdecken. Du bist mit deinen Gedanken nur auf diesem Spaziergang, mit Sicherheit wirst du Sachen sehen, die dir noch nie aufgefallen sind. Eine bewusste Entscheidung, im Jetzt zu leben, erschafft innere Ruhe, Gelassenheit und lässt den Gedanken keine Chance, auf Traumreise zu gehen.

Einen Satz habe ich damals häufig gehört und jedes Mal hätte ich laut schreien können: «Lass deinen Kinderwunsch los». Ich glaube, das kann nur jemand sagen, der es selber nicht erlebt hat. Wie soll das gehen, wenn der Wunsch in jeder Zelle des Körpers lebt, wenn das ganze Leben auf ein weiteres Kind ausgerichtet ist?

Daher möchte ich dir das Wort «Loslassen» ersparen, aber du weißt, Veränderung ist trotzdem gefragt. Bist du bereit für einen weiteren, kraftvollen Schritt?

Dann packe alle Babysachen und Spielzeug in eine Kiste und verschenke oder verkaufe sie. Steht der Kinderwagen noch im Keller, dann verkaufe auch den. Und bitte nicht in Trauer, sondern mit ganz viel Freude, weil du gerade viel Platz für Neues in deinem Leben geschaffen hast.
Du kennst bestimmt die Geschichten, in denen gerade nach solchen Aktionen Frauen ruckzuck wieder schwanger waren.

Du denkst darüber nach, den Job zu wechseln, traust dich aber nicht, weil du ja bald schwanger sein könntest? Do it – mache das, was dir Freude bringt, umso lieber landet das Baby in deinem Leben!

Zum Schluss noch etwas Nachdenkliches: Aus meiner Arbeit kenne ich Mütter, deren Verzweiflung so groß ist, dass sie sich für die künstliche Befruchtung entscheiden, oder es immer weiter und weiter versuchen.
Und tatsächlich werden sie irgendwann schwanger, aber verlieren ihr Kind und das manchmal sogar mehrmals. Der Kinderwunsch ist mit einem Schmerz verbunden, der die Grenzen der Belastbarkeit sprengt.

Daher meine Frage: Wie weit möchtest du gehen und immer noch mehr leiden? Kann es sein, dass in diesem Leben kein weiteres Kind zu dir kommen möchte, weil das Leben noch etwas ganz Anderes mit dir vorhat?

**ESSENZ**
· Mantra für den Alltag: Ich verzeihe mir.
· Verlasse deine Traumwelt und lebe im Jetzt.
· Verkaufe die Babysachen und schaffe Platz für Neues.

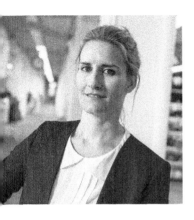

## MOTIVATION AN SCHLECHTEN TAGEN

*Nina Böing*

www.kindhochdrei.de

Kindhochdrei.de ist ein sogenannter Curated Shopping Service für Baby- und Kinderkleidung in den Größen 50-152 (0 bis 12 Jahre), d.h. wir verschicken individuell zusammengestellte Outfits. Eltern füllen einen Online-Fragebogen aus und telefonieren wahlweise zusätzlich kurz mit unseren Stylisten- schon gehen drei Kinderoutfits versandkostenfrei auf die Reise. Was den Eltern und ihrem Kind gefällt, wird behalten, was nicht gefällt, kann versandkostenfrei zurück geschickt werden.

1 *Schon früh hast du deine kaufmännischen Fähigkeiten erkannt und erfolgreich umgesetzt. Stand es für dich auch schon immer fest Kinder zu haben?*

Ja, ich wollte immer schon zwei Kinder haben. Bisher habe ich allerdings erst eine bezaubernde Tochter, weil dann die Gründung meiner Firma kindhochdrei.de dazwischen kam. Es ist aber noch ein starker Herzenswunsch von mir, ein zweites Kind zu haben.

2 *Viele Frauen glauben, dass mit einem Kind die Karriere zu Ende ist. Du hast nach der Geburt deiner Tochter dein Unternehmen aufgebaut. Woraus ziehst du deine Energie?*

Oh, erstmal ist mein Antrieb schon immer mein starker Drang nach Unabhängigkeit gewesen. Außerdem hatte ich quasi ideale Bedingungen, um handeln zu müssen: neu nach Berlin gezogen und demnach ohne soziales Netzwerk wurde mir bei der Jobsuche schnell klar, dass verfügbare Jobs und mein Wunsch nach Vereinbarkeit von Job und Familie weit auseinanderklafften. Zudem ziehe ich auch einfach viel Selbstwert aus meinem Job, da ich hier wahrscheinlich durch die Selbstbestimmtheit meines Handelns viele sogenannte Flow-Momente bei der Arbeit erlebe. Außerdem liebe ich es, mir meine (Arbeits-)Zeit selber einteilen zu können.

**3** *Als Unternehmerin trägst du viel Verantwortung, hilft deine Tochter dir manche Dinge aus einem anderen Blickwinkel anzuschauen?*

Absolut. Sie ist eine der größten Anker und gleichzeitig Lehrmeister in meinem Leben. Bin ich ungeduldig mit ihr, wird sie das auch und wenn es gut läuft, fällt mir der Zusammenhang direkt auf, und ich probiere, mich zu korrigieren. Sie lehrt mich fast permanent, selbstreflektiert zu handeln und achtsam mit meinen Mitmenschen umzugehen.

**4** *Was motiviert dich auch an schlechten Tagen?*

Ich spreche dann mit meinen engen Freunden, mit meinen Eltern und vor allem mit meinem Mann, der wirklich immer nur nach vorne guckt und sehr in sich ruht. Das stärkt mich sehr, und ich bin für mein soziales Netzwerk wirklich sehr dankbar. Außerdem hilft es mir, mich abzulenken (Zeit mit meiner Tochter), Tagebuch zu schreiben (was ist wirklich schlecht, was ist gut), ein heißes Bad, Schokolade und immer mal wieder ein Buch zum Thema Meditation, positives Denken etc. zu lesen. Mittlerweile habe ich auch gelernt, dass ich mich nach einer Nacht drüber schlafen auch meistens wieder berappelt habe und der Blick wieder etwas geschärfter für die guten Dinge ist.

**5** *Was bedeutet für dich Glück?*

Glück ist schwer fassbar, sondern für mich sind das diese Flow-Momente, in denen ich fast gedankenleer und auf eine Sache konzentriert bin (wie Kinder beim Spielen). Das kann bei der Arbeit sein oder beim Betrachten eines Sternenhimmels. Ich übe mich auch in diesen Achtsam-keitsthemen, in denen ich für mich beispielsweise Multi-tasking abgeschafft habe und indem ich mir jeden Tag Zeit einräume für einen kurzen Spaziergang alleine, bei dem ich einfach nur laufe und gucke.

**15** SCHWARZE SCHATTEN VERDECKEN
DIE SONNE.
NIMM MICH IN DEIN LEBEN,
GIB MIR EINEN PLATZ.
DANN STRAHLT DIE SONNE WIEDER FÜR UNS BEIDE,
UNSERE HERZEN WERDEN WARM.

## Besser schweigen...?

Gefühlte 100 Anläufe habe ich gemacht und lieber Schokolade gegessen oder im Internet recherchiert, als die Geschichte zu schreiben, die der Ursprung meiner Kinderwunscharbeit ist. Diese Worte schreibe ich mit Dankbarkeit für die Seele, die nicht zu mir kommen durfte.

Mit 18 Jahren wurde ich schwanger von einem One-Night-Stand. Meine innere Stimme sagte mir schon vorher: «Du wirst schwanger werden; treffe eine Entscheidung und sei dir der Konsequenzen bewusst.» Ich entschied mich für das kurze Abenteuer und kann mich gut an den Moment erinnern, ein Gefühl wie «aus dem Himmel geplumpst, direkt in meinen Bauch».

Ich wusste, dass ich schwanger bin, den Test hätte ich gar nicht machen brauchen. Sofort traf ich die Entscheidung gegen das Kind, es hatte in meinen Gedanken keinerlei Überlebenschancen.

Was danach alles passierte, ist schwer zu beschreiben: Ich wurde die Suchende, die aber gar nicht wusste, was sie sucht. Meine Schuldgefühle ließ ich gar nicht an mich ran und versteckte sie tief in meinem Inneren. Auch viel später, als meine beiden Kinder geboren wurden, dachte ich nicht mehr an die Kinderseele.

Das Wegschauen funktionierte, bis ich mir das dritte Kind wünschte und genau diese Seele wieder zu mir kommen wollte. Auf einmal tauchten Trauer und Schmerz gnadenlos in mir auf, ich konnte meine Empfindungen nicht mehr wegsperren. Einige Male glaubte ich tatsächlich, dass ich schwanger bin, mein ganzes Körpersystem spielte verrückt.

Ich war ein Nervenwrack mit Gefühlsschwankungen, die fast nicht auszuhalten waren. Bis zu dem Tag, als sich eine Stimme in mir meldete: «Lass mich endlich los.» In Sekundenschnelle passierte etwas, das ich so beschreiben würde: Ich ließ einen Luftballon an einem Band los und er flog sofort in den Himmel. Ein bewegendes Gefühl, eine Seele zu verabschieden. Um sie zu trauern, und gleichzeitig eine absolute Freiheit und Dankbarkeit zu spüren. Der Moment, von dem an ich wusste, ab jetzt wird sich mein Leben verändern. Der dunkle Schatten in meinem Herzen bekam Licht und die schwere Last, die ich mit mir herumgetragen hatte, begann sich aufzulösen und noch mehr: Das Verstecken und Schweigen, so wie ich es damals tat, war unmöglich geworden. Jetzt hieß es, Verantwortung zu übernehmen, denn die Stimme der Kinderseele sagte mir: «Höre mich, fühle mich und schreibe aus unserer Welt.»

Neun Jahre trug ich den Satz mit mir herum, bis ich mein Buch geschrieben hatte. Doch an diesem Tag gab ich dem Seelenhimmel das Versprechen, dass ich meinen Job als Seelenbotschafterin annehmen werde. Das ging natürlich nicht von heute auf morgen und brauchte einige Ausbildungen und das ständige Eintauchen in die Themen «Geburt» und «Tod». In meinen Beratungen, und auch bei mir selber, stellte ich fest, dass eine unverarbeitete Abtreibung wie ein dunkler Fleck in der Gebärmutter haftet – ein Trauma, das sich um die ganze Weiblichkeit legt. Ich kenne diese Sätze aus meinen Beratungen und von mir selber: «Das habe ich gut verarbeitet, gar kein Problem ist das für mich...» Wirklich? Das Unterbewusstsein erzählt meist etwas anderes.

Mein Trauma: Ich lag einsam und verlassen auf dem Behandlungsstuhl der Frauenarztpraxis und hatte Schmerzen. Der Arzt schrie mich an, warum ich denn weine, das hätte ich mir besser vorher überlegen sollen. Von da an sprach ich nicht mehr über dieses Kind, bis zu dem Tag, als die Seele sich wieder meldete. Möglich, dass dein Erlebnis nicht so traumatisch war, aber Heilung braucht es trotzdem. Heute bin ich in Frieden mit meiner Geschichte, aber es hat über 20 Jahre gedauert. Die Seele bleibt mein Stern im Himmel und ich weiß, dass sie mich immer begleitet.

Die Anzahl der Abtreibungen wird in Deutschland auf 99.200 geschätzt, mit einer Dunkelziffer in gleicher Höhe.* Macht schon nachdenklich, dass auf der einen Seite Kinder gewünscht und auf der anderen Seite wieder weggeschickt werden!

*Quelle: Bundesamt für Statistik Jahr 2015

Ich frage mich: Wenn es ein neues Seelenbewusstsein bei den Frauen gäbe, würden dann weniger Abbrüche passieren? In der heutigen Zeit kommt die Kinderwunschplanung oft so rüber, als ob ich es mit einem Produkt zu tun habe, das ich umtauschen kann oder lieber zu einem späteren Zeitpunkt bestelle. Auf jeden Fall möchte ich alle Kinderwunschfrauen ermutigen: Bitte sprecht über eure Schwangerschaftsabbrüche, sie können ein Grund für eure aktuelle Kinderlosigkeit sein. Genauso kann das für den Mann zutreffen, der sich mit seiner Ex-Frau gegen das Kind entschieden hat.

Zu allererst heißt es, sich selbst zu verzeihen, sich von der Schuld zu befreien, die sich ganz tief im Körper verstecken kann. Wie in meinem Fall ist es möglich, dass du keinerlei Emotionen spürst, weil um dich herum ein Schutzpanzer entstanden ist. Ich versichere dir: Wenn du der Seele einen Platz in deinem Leben gibst, entsteht ein neues Lebensgefühl. Frieden mit deiner Geschichte ist dann endlich möglich. Die unsichtbare Blockade zu deinem Wunschkind löst sich auf – so, als ob ein dicker Stein auf der Straße zur Seite geräumt wird. Dein Leben ist frei für einen neuen Weg!

**ESSENZ**
· Fange an, dir zu verzeihen.
· Traue dich und rede.
· Der Seele einen Platz zu geben, schafft Frieden.

## 16
JA.
NEIN.
JA!
ICH WEISS NICHT...

# Eingenistet?

In der Teenie-Zeit haben wir die Blätter der Gänseblümchen gezählt: Er liebt mich, er liebt mich nicht...

In meiner Kinderwunschzeit habe ich es ähnlich gemacht: Ich bin schwanger, ich bin's nicht... 24 Stunden am Tag schwirrte die Ja-Nein-Frage in mir herum. Jede klitzekleine Körperveränderung, ein Ziehen im Unterleib oder Spannen in der Brust deutete ich als mögliche Schwangerschaft – mein großer Herzenswunsch. Der innerliche Stress bestimmte jedoch über meinen Körper und die enorme Anspannung war leider keine Einladung für eine Kind.

In dieser Zeit habe ich meine Ausbildung zur Spirituellen Geburtsbegleiterin gemacht und das vereinfachte die Sache nicht. Ich wurde feinfühliger für die Seelenwelt und spürte, dass eine Seele bereit war zu kommen.

Und dann war sie da, ich hab's sofort gespürt. Wie sich das angefühlt hat? Als ob ich nicht mehr alleine bin, ein klitzekleiner Funken, der mich jedoch nicht mehr in Ruhe ließ. Jeden Abend im Bett legte ich meine Hände auf den Bauch und spürte in meinen Körper. Da war etwas in mir... so fein, fast nicht wahrzunehmen, wie eine Feder in meinem Bauch, die mich streichelte. Einige Male machte sie auf sich aufmerksam und vom einen auf den anderen Tag kam sie nie wieder. Diese zarte Berührung kann ich heute noch fühlen, es ist eine tiefbleibende Erinnerung. Die Kinderseele blieb einfach weg, ich war untröstlich. Was hatte ich falsch gemacht? Warum wollte sie nicht bei mir bleiben?

Vielleicht hast du den Satz schon mal gehört: Wenn ein Kind wieder gehen will, dann geht es auch. Da können wir nichts tun. Richtig — manche Seelen kommen mit der Absicht, nur kurz zu bleiben, weil es ihre Aufgabe ist. Sie sind unter anderem ein Wegvorbereiter für die Kinderseele, die später bleiben wird. Oft gehen sie, bevor die Mutter überhaupt spüren konnte, dass sie schwanger ist. Viele von ihnen fühlen sich noch auf unsicherem Boden und sie brauchen das Vertrauen «Bei meiner Mama bin ich gut aufgehoben.»

Wenn du eine Vorahnung hast, dass du schwanger bist, gehe immer wieder mit deiner Aufmerksamkeit in den Körper und schenke deinem Kind ein innerliches Ja. In deinen Gedanken kannst du deine Lieblingsfarben zu ihm fließen lassen, oder einfach alles, was für dich ein Ausdruck an Freude ist. Ein Satz könnte sein: Ich weiß, dass du da bist, und ich freue mich auf dich. Gleichzeitig lässt du Liebe durch deine Hände in den Bauch fließen.

Die befruchtete Eizelle befindet sich in der Gebärmutter, aber die Seele geht in der Anfangszeit noch oft auf Wanderschaft. Ihr Zuhause ist immer noch der Himmel und dorthin geht sie auch gerne wieder zurück. Das Seelenlicht ist ein farbiges, sich bewegendes Licht, wie ein Kind, das gerade spielt. Aber durch das Anfunken der Mutter spürt es die Verbindung und kommt immer länger nach Hause.

Ich habe einige Frauen nach einer künstlichen Befruchtung begleitet. Im Kontakt mit der Seele konnte ich wahrnehmen, wie anstrengend die Phase der Einnistung für sie ist – ein wahrer Kraftakt.

Die ersten Wochen danach ist wohl die sensibelste Phase der Schwangerschaft. Mutter und Kind finden zusammen, und eine zarte Verbindung beginnt zu wachsen. Die Seele nimmt ihre Mama schon intensiv wahr und hat keine Zweifel, dass sie ihren Platz gefunden hat. Beim ersten Kind sind die Mütter in dieser Phase meist noch unsicher. Ich höre Sätze wie: «Ich fühle nichts, ist denn mein Kind noch da?»

Im Anfangsstadium der Schwangerschaft ist nur der innerliche Kontakt möglich, denn im Außen ist absolut nichts sichtbar. Dieser Zustand dauert eine ganze Zeitlang. Die ganz Ängstlichen unter den Müttern möchten lieber jede Woche einen Ultraschall machen, aber das ist nicht die Lösung. Ehrlich nicht! Umso schneller du eine innere Bindung entstehen lässt, umso leichter fällt es deinem Kind, bei dir anzukommen.

Gehe mit deiner Aufmerksamkeit in dein Herz – lasse deine Liebe sich in deinem Brustkorb ausdehnen. Von dort lässt du die Farben Weiß und Rosa in den Unterleib zur Gebärmutter fließen. Das zarte Licht legt sich wie ein wärmender Mantel um die Eizelle. Zeit für Nähe – aus Zwei wird Eins. Nimm dir Zeit und spüre die Einheit.

Für Frauen mit einer langen Kinderwunschzeit ist die Anfangsphase eine besondere Herausforderung: solange gewartet und doch nicht sicher sein können, ob das Kind bleibt. Auch hier funktioniert nichts anderes als den Kopfstress auszuschalten und sich für die positiven Gedanken zu entscheiden. Das bedeutet, dass du innerlich mit deinem Kind in Kontakt bist und vertraust, dass ihr beiden zusammenbleiben werdet.

Hilferufe erreichen mich von Schwangeren, die schon eine Fehlgeburt hatten. Unsicherheit und Angst machen sie verrückt, weil das Trauma der Fehlgeburt wieder hochkommt. Mit den Nerven am Ende erscheinen sie in meiner Praxis, denn sie leben in permanenter Angst und Anspannung. «Was ist, wenn ich jetzt Blutungen habe, bleibt mein Kind dieses Mal? Ich halte die Ungewissheit nicht aus.» In diesem Gedankenkarussell sind sie gefangen. Ich weiß, das Gefühlschaos ist unglaublich schwer auszuhalten, aber das Einzige, was hilft, ist wieder in die eigene Mitte zu kommen und einen Ruheanker im Alltag zu finden.

Ist das zu verstehen? Auf der einen Seite eine hohe Zahl an Fehlgeburten und auf der anderen die vielen Frauen, die ungewollt schwanger werden: in der Schulzeit, in der

Trennungszeit, bei einem One-Night-Stand oder sogar bei einer Vergewaltigung. Und die Kinder bleiben!

Für Frauen mit Kinderwunsch ist das bestimmt nicht verständlich, da sie doch diejenigen sind, die schon endlos lange warten. Wir kommen daher gar nicht daran vorbei, die Wege der Seelen anzuschauen, damit die Ratlosigkeit sich in ein neues Verständnis wandeln kann.

Manche Kinderseelen kommen in eine Großfamilie, andere suchen sich eine arme oder reiche Familie aus. Immer landen sie dort, wo sie die besten Entwicklungschancen haben. Manchmal entscheidet die Seele sich nicht für den leichtesten Weg. So kann es sein, dass sie durch Gewalt ins Leben kommt. Für uns Menschen ist das nicht nachvollziehbar, aber auch sie wird von Gott geschickt und übernimmt ihre Aufgabe in absoluter Hingabe. Eine andere wiederum zieht die künstliche Befruchtung vor oder kommt leicht und unerwartet.

Alles ist möglich!
Die Seelenwelt ist ein fein ausgeklügeltes System und Zufälle gibt es nicht. Du bist ein Teil davon – vertraue, dass du in dem goldenen Netzwerk eingewebt bist, welches nur das Beste für dich möchte. Du gehörst dazu und bekommst die Liebe und das Licht aus dem großen Ganzen. Alles, was dir passiert, geschieht, damit du glücklich und erfüllt leben kannst.

Gegen die göttliche Ordnung zu kämpfen, ist sinnlos. Mit dem Kopf durch die Wand zu gehen, ist möglich, verursacht bei dir auf Dauer aber nur Schmerzen.

Das kenne ich: Als Mutter Anfang 30 mit zwei Kindern, überwiegend Designerkleidung tragend, traf ich mich täglich mit ebenso hippen Müttern auf dem Spielplatz. Geld, Mode, Klatsch waren unsere Gesprächsthemen – das Thema «Glaube» war tabu. Und ich kann mich gut erinnern, wie ich sagte: Ich glaube nicht an Gott, der existiert für mich nicht. Von diesem Moment an tat sich eine dicke Betonwand vor mir auf. Viele Jahre habe ich versucht, sie mit einem Presslufthammer zu durchbohren, habe gekämpft, bis ich auf harten Boden fiel.

Heute erfüllt mich eine große Dankbarkeit für die Kinderseele, die mir immer wieder gezeigt hat, wonach ich mich wirklich sehne.

Auch für euch beide gibt es eine Love Story und du hast die Möglichkeit, ab sofort ein aktiver Teil von ihr zu werden.

**ESSENZ**
· Vertraue deinem Körper.
· Die Verbindung zu deinem Kind wächst im Herzen.
· Du bist ein Teil des göttlichen Netzwerks.

**17**

DAS LICHT IST DUNKEL,
GANZ SCHWARZ,
DER HIMMEL TRAUERT MIT,
SEINE TRÄNEN SIND
SILBRIGES STERNENLICHT,
WELCHES ZUM TROST
AUF DICH FÄLLT.

# Wieder weg

Dein Kind ist nicht mehr da! Das Leben, das bis vor kurzem in deinem Bauch war, ist weg. Leere, Trauer und Schmerz, füllen stattdessen deinen Körper. Von heute auf morgen ist nichts mehr so, wie es war.

Du bleibst zurück mit vielen offenen Fragen:
Wie gehe ich mit meiner Trauer, Ohnmacht und Wut um?
Wie kann ich die Leere in mir wieder füllen?
Wie bekomme ich wieder Vertrauen ins Leben?

Egal, in welcher Schwangerschaftswoche es passiert ist, du hast dein Kind verloren und das möchte betrauert werden. Du brauchst diese Zeit des Abschiednehmens und es ist wichtig, dass du sie dir nimmst. Trauer kann einsam machen, gerade wenn das Umfeld eine lange Trauerzeit nicht versteht.

Nach einer Fehlgeburt in den ersten Wochen können tatsächlich Sätze kommen wie «das kann doch gar nicht so schlimm sein». Doch, es kann!

Auch für die Männer ist es nicht einfach, mit ihrer trauernden Frau umzugehen; immerhin haben sie gerade selber ihr Kind verloren. Die traurige Leere im Unterleib können sie aber nicht nachfühlen, so zieht sich manche Frau unverstanden zurück. Ganz schnell wieder schwanger werden, dann ist der Schmerz nicht mehr so groß — das sind völlig normale Gedanken.

Ich stelle gerne die Frage: Wie soll sich dein Kind auf den Weg machen, wenn die letzte Schwangerschaft noch nicht verarbeitet wurde? Meist erst nach einem längeren Gespräch kommt der Schmerz des Verlustes nach draußen, endlich dürfen die Tränen fließen. Weinen und die Trauer annehmen lösen die schwarzen Flecken, die sich im Körper angesammelt haben. Das Vertrauen in den Körper kann wieder wachsen, und das braucht es unbedingt!

Den inneren Zwiespalt der Frauen erlebe ich oft. Auf der einen Seite wollen sie ganz schnell wieder schwanger werden, und gleichzeitig haben sie Angst, dass sie ihr Kind erneut verlieren. Diese Unsicherheit verkrampft den Körper und den Unterleib. Wenn ich das bei einer Frau erlebe, lasse ich sie zuallererst die gegangene Kinderseele fühlen. Ein besonderer Moment, wenn sich das Licht und die Energie im ganzen Raum verändert... Das Zusammentreffen ist mit vielen Emotionen verbunden, jedoch lässt die Begegnung eine neue Zuversicht bei den Frauen entstehen, dass beim nächsten Mal alles gut wird. Die Seelenwelt wahrzunehmen hilft, die Trauer einfacher zu verarbeiten. Ich weiß, wie schwer diese Zeit ist, und ich fühle mit dir. Aber Abschied und jeder Verlust ist auch ein Neuanfang – sei dir dessen bewusst. Eine Seele, die gegangen ist, macht dich auf etwas aufmerksam in deinem Leben. Wenn du das herausfindest und fühlst, kannst du Frieden finden – mit dir und deinem Körper.

Ich habe einige Frauen kennengelernt, die ihre Kinder verloren haben. Die Art und Weise, wie sie ihre Trauer verarbeiten, ist sehr unterschiedlich: von anfänglicher Ohnmacht bis hin zu neu gewonnenen Kräften, die das Umfeld nur staunen lassen. Dazu gehören auch Mütter, die eine Todgeburt erlebten. Wenn sie sich bewusst dem Schmerz stellen, das tiefe Tal der Trauer durchwandern, erscheint eine völlig andere Frau. Mit einem neuen Selbstbewusstsein, Klarheit und einer veränderten Aura, nur so kann ich das beschreiben. Vor all diesen Frauen, egal mit welcher Geschichte, möchte ich mich einfach nur aus größtem Respekt verneigen.

Allerdings kann es auch ein längerer Weg sein, bis die Trauer sich in Kraft transformieren kann. Häufig macht sich eine riesengroße Wut auf das Leben, die Ärzte, Gott... im Körper breit, und diese Energien stauen sich. Sie brauchen unbedingt einen Kanal, um frei zu werden, das gilt auch für die vorhandenen Schuldgefühle. Ich empfehle daher unbedingt eine professionelle Begleitung durch die Trauerphase, auch wenn ein Kind sich schon in den ersten Schwangerschaftswochen verabschiedet hat.

Tipp: Wut und Trauer setzen sich häufig im Solarplexus fest. Heilsam ist auch hier die Arbeit mit Farben und inneren Bildern. Ich empfehle dir die Übung mit dem Sonnenlicht aus dem Kapitel «Zeit für Liebe».

Aus meiner Praxis: Eine Frau kam nach zwei Fehlgeburten zu mir und wollte unbedingt eine Fruchtbarkeitsmassage haben, um möglichst schnell wieder schwanger zu werden. Natürlich hätte ihr die Massage gutgetan, aber sie war in diesem Fall nicht die Lösung. Die Kommunikation mit der Seele war zu allererst notwendig und diese wünschte sich ein Ritual von ihrer Mutter, damit sie wieder ihren Platz im Himmel bekommt. Ich erlebe immer wieder Kinderseelen, die noch festgehalten werden. Die Frauen merken es nicht, weil sie ohnmächtig vor Schmerz sind. Du kannst Dir das vorstellen wie bei einem Auto, welches mitten auf der Straße geparkt wird, und der Besitzer geht einfach weg. Das Hindernis blockiert den Verkehrsfluss, ein Stau entsteht – die innere, körperliche Blockade ist da.

Daher rate ich gerne zu einem Ritual in der Natur für die gegangene Seele; so kann auf beiden Seiten Heilung geschehen.

Ich arbeitete mit der Frau in mehreren Behandlungen mit dem gelbem Licht im Solarplexus und ihre innere Sonne wurde immer größer. Nach einem halben Jahr war sie wieder schwanger und das Wichtigste: Dieses Mal hatte meine Klientin Vertrauen in ihren Körper, dass das Kind bleiben wird.

Eine Kinderseele spricht:
Ich suche den Weg zu meiner Mutter, und ich freue mich, zu ihr zu kommen. Ich weiß, schon bevor ich mich aufmache, dass ich nur für einen Moment bleibe. Ich bin die Wegvorbereiterin für die Seele, die eigentlich kommen möchte. Das mache ich gerne, weil es meine Aufgabe ist. Meine Mama bleibst du trotzdem immer. Gib mir bitte einen Platz in deinem Herzen, ich bin immer ein Licht, was im Himmel für dich leuchten wird.

Bitte halte mich nicht fest, lasse mich frei, sonst bist auch du nicht frei. Ich bin eine Feder – lass mich fliegen. Wenn du magst, gib mir einen Platz in der Natur, wo du gerne bist und denke an mich. Ich schenke dir Freude und Leichtigkeit. Mit mir hast du etwas verabschiedet, was du nicht mehr brauchst, und jetzt darfst du das Neue empfangen. Lege deine Hände auf den Unterleib und lasse die Freude dorthin fließen.

Danke, dass ich bei dir sein durfte.

**ESSENZ**
· Erlaube dir, zu trauern.
· Finde einen Platz in der Natur für die Kinderseele.
· Schließe Frieden mit deinem Körper.

LAUTES STIMMENGEWIRR,
DEN GANZEN TAG,
DIE LEISEN TÖNE
SIND SCHWER ZU VERSTEHEN.
DRUM WERDE STILL
UND LAUSCHE DEM WIND.

## Seelenkommunikation

Du bist wunderschön!
Diesen Satz sagte mir eine Ausbilderin vor vielen Jahren in einem Seminar. Welche Überraschung, gerade an diesem Tag fand ich mich äußerst unsexy. Bis meine Sitznachbarin mich aufklärte: «Sie meint deine Aura, die Farben und Schwingungen, die dich umgeben».

Später habe ich den Toilettenspiegel mit Fragen bombardiert:

Wen sehe ich gerade im Spiegel, gibt es einen Teil von mir, den ich noch nicht kenne?

Wenn meine Aura wunderschön ist, warum fühle ich mich dann oft hässlich?

Wer bin ich wirklich?

Sind alle Menschen viel mehr als Körper, die in Kleider eingehüllt sind?

Gibt es Farben für Traurigkeit, Wut und Glück?

Die Forscherin in mir wollte daraufhin alles über Aura- und Hellsehen wissen. Auf Esoterikmessen wühlte ich mich durch einen Dschungel von spirituellen Lehrern und hoffte, von ihnen zu erfahren, dass auch ich übersinnliche Fähigkeiten besitze. Hellsichtigkeit – eine große Sehnsucht machte sich in mir breit. Ich wollte dazugehören. Daher platzierte ich alle Lehrer auf einem goldenen Thron, sie waren besonders und hatten etwas, was ich wohl nie erreichen würde.

Heute stimme ich dem nicht mehr zu. Wir alle tragen diese Gabe in uns: die Intuition. Die Bereitschaft, immer wieder ins Herz zu gehen, braucht Übung und mit ihr rollen die Geschenke ins Leben als kleine und große Wunder – wie goldene Sterne, die aus dem Himmel geschüttelt werden.

Schaue mit den Augen der Liebe deinen Partner an. Erkenne all die Dinge, die du schön an ihm findest – natürlich kannst du sie ihm auch sagen. Siehst du mit dem Herzen, dann entdeckst du die Schönheit eines Menschen, die Feinheiten, die dir bisher verborgen waren. Mache einen Spaziergang in der Natur und mit dem Herzen wirst du eine neue Farbpracht und Fülle bemerken. Vielleicht liegt da gerade eine Feder, eine Blume oder ein Stein für dich auf dem Weg.

Das Herz ist das Zentrum für alles, von dort kannst du Dinge erfühlen, die du bisher als unmöglich empfunden hast.

Eine Voraussetzung fehlt noch, und zwar die Stille.

Mit Sicherheit kennst du die Stimmen in dir, die dich antreiben, möglichst viele Dinge in kürzester Zeit zu erledigen. Fürchterlich laut kann es in deinem Kopf werden. Für alle bist du erreichbar, nur nicht für die feinen Töne aus dem Himmel.

**Stille**

Du lässt dich den ganzen Tag von Musik berieseln? Nimm dir 10 Minuten für Stille.

Du sprichst mehr mit deinem Mann, als dass du ihn fühlst? Nehmt euch 10 Minuten für Stille.

Du checkst alle paar Minuten die Nachrichten auf dem Handy? Nimm dir 10 Minuten für Stille und mache eine Handy-Pause.

Du hörst Radio, du isst und liest Zeitung parallel? Entscheide dich für eine Sache und genieße die Stille.

In der Ruhe kommst du leicht ins Herz, dann hört das Gewusel um dich herum auf und du bist in deiner Mitte. Du nimmst deinen Körper und Atem wieder bewusst wahr.

Seelenkommunikation ist ein Gespräch mit der Seele. Du hörst und siehst mit dem Herzen und erlebst dein Gegenüber in einem völlig anderen Licht. Die Kunst ist es, in einem prall gefüllten Alltag den neuen Zugang zu nutzen – in der Beziehung, mit Kollegen, Geschäftspartnern, mit den Eltern und Kindern.

Vielleicht denkst du: Bestimmte Sachen sollten doch mit dem Kopf entschieden werden! Meinst du wirklich? Die scharfe Trennung von Herz und Verstand gibt es nicht nur in der Wirtschaft, sondern auch in meinem Praxisalltag, z.B. wenn die Ärzte zu einer Frau sagen, dass die Chancen, auf natürlichem Weg schwanger zu werden, gleich Null sind, sie aber in meiner Behandlung spürt, dass eine Kinderseele auf normalen Weg zu ihr kommen möchte, und bisher nur die innere Einladung der Mutter fehlte. Dann stelle ich der Frau die Frage, wem sie mehr vertrauen möchte. Es ist eine Entscheidung, wieder der weiblichen Intuition zu folgen!

Das Herz zu trainieren – eigentlich gibt es keine schönere Ausbildung im Leben. In der Seelenkommunikation strahlen die Teilnehmer innerhalb weniger Stunden, die Gesichtszüge werden weicher, und Leichtigkeit kommt zum Vorschein. Die Rosen im Seminarraum erblühen, aber das absolut Schönste ist: Die Kinderseelen fangen an zu jubeln.

Frauen wie Männer entdecken Fähigkeiten, mit denen sie ahnungslos gelebt haben; bisher schlummerten sie tief versteckt im Inneren. Wie die Kinder freuen sich die Teilnehmer über die neu entdeckten Talente.
Die einen spüren ihre heilenden Hände, andere können über Farben Worte fühlen oder mit ihrer Stimme berühren. Wirklich alles kann aus der eigenen Wundertüte zum Vorschein kommen. Genau diese Fähigkeiten sind meist der Schlüssel für den Eintritt in die Seelenwelt und helfen, die Verbindung zur Kinderseele herzustellen.

Wenn Kinderwunschfrauen den Schritt gehen und die neue Kommunikationsform anwenden, dann reißen die Himmelstüren auf und die Kinderseele ist sichtbar für die Mutter und alle Teilnehmer. Pure Freude erfüllt den ganzen Raum und berührt wirklich jeden.

Ich freue mich besonders, dass immer mehr Frauen mit bevorstehender IVF sich für die innere Kommunikation entscheiden. Die Offenheit für Medizin und Spiritualität bereitet ihnen einen völlig neuen Raum. Der unerfüllte Kinderwunsch lässt sie nicht mehr ohnmächtig werden, die neue Feinfühligkeit gibt ihnen Stärke und Selbstvertrauen. Wenn sich Mutter und Kinderseele zum ersten Mal treffen, dann sind die letzten Zweifel verschwunden und das Herzenslicht kann zu fließen beginnen.

Rückmeldung einer Teilnehmerin vor ihrer IVF:
«Ich habe nun einen liebevollen Umgang mit mir, bin in meinem Fluss. Mit der Kinderseele in Kontakt zu treten und sie voller Liebe einzuladen, offen und mit ganz viel positiver Energie zum Embryotransfer zu gehen, gibt mir Zuversicht. Ich weiß nun, dass ich mit voller Liebe und Ruhe die Kinderseele spielerisch einladen kann. Das macht mich glücklich.»

Rückmeldung einer Teilnehmerin mit langjährigem Kinderwunsch:
«Für meinen Kinderwunsch bedeutet Seelenkommunikation, dass ich wieder Vertrauen haben darf. Vertrauen haben in mich, dass eine kleine Seele bereit ist, zu mir zu kommen. Aber das Seminar lehrte mich auch, dass es wichtig ist, Altes heilen zu lassen... So muss ich meinen

Bauch akzeptieren, in Liebe annehmen und ihn heil werden lassen. Ich darf wieder mit meinem Bauch in Kontakt treten. Den Schockzustand, in dem er sich befindet, auflösen, damit sich eine Kinderseele überhaupt wohlfühlen kann in meinem Bauch. Weiter lernte ich die Vielfarbigkeit der Seelen kennen. Und ich weiß nun, dass eine Seele einen immer begleiten wird und dies schon tut, ob sie inkarniert oder nicht. Die Seelen spüren zu dürfen, ist wunderbar und sehr berührend.»

Genauso zeigte sich die Kinderseele der Gruppe. Das Bild: Sie ist mit einem Fahrstuhl höher in den Himmel gefahren, hat sich eine «Auszeit» genommen, um abzuwarten bis der Körper der Mutter wieder heil ist, um sie empfangen zu können.

Völlig überraschend...
Mitten im Schreiben dieses Kapitels hat sich ein wichtiges Thema förmlich hinein gedrängelt: der verlorene Zwilling. In meinem Seminar hatte ich eine Teilnehmerin, die durch eine IVF mit Zwillingen schwanger wurde und ein Kind im Frühstadium verlor. Für die Ärzte gehört es zum Arbeitsalltag, dass eine Eizelle nicht überlebt.

Allerdings ist für Mutter, Kind und weitere Schwangerschaften die Existenz dieser Eizelle von gravierender Bedeutung. Denn auch in dieser Eizelle wohnte bereits eine Seele, und sie hat sich als Begleiter zur Verfügung gestellt. Für einen kurzen Moment war sie da, die Zeit spielt keine Rolle. Die Zwillingsseele hat ihre Aufgabe erfüllt und wird immer ein Teil von dem Kind sein, welches auf der Erde bleibt.

Über die Seelenkommunikation konnten die Teilnehmer die Kinderseele spüren und wirklich alle haben das Gleiche, nur in unterschiedlichen Bildern gesehen: ein Licht, welches sich schnell und unruhig hin und her bewegt, das einfach völlig rastlos war.

Mit der Mutter und den Teilnehmern haben wir die Kinderseele über eine Lichtsäule in den Himmel verabschiedet. Am nächsten Tag berichtete die Frau von ihrem Mann, der ihre kleine Tochter nicht beruhigen konnte, weil sie ohne offensichtlichen Grund fürchterlich schrie. Und zwar zur gleichen Zeit, als wir die Zwillingsseele verabschiedet hatten.

Später brachte die Frau mit Mann und Kind ein Geschenk für die Seele an ihren Lieblingssee und nahm nochmal Abschied. Während ihrer Erzählung konnten alle den Frieden und gleichzeitig eine neue, kinderleichte Freude spüren.

Wichtig ist, dass die Zwillingsthematik angeschaut und ihr eine, meist viele größere Bedeutung gegeben wird. Verlorene Zwillinge können tatsächlich verantwortlich dafür sein, dass eine weitere Schwangerschaft ausbleibt. Gerade bei einer IVF wird eine Schwangerschaft schon in einem frühen Stadium festgestellt und ebenso schnell gesehen, wenn nur eine Eizelle überlebt. Das heißt, dass all diese Frauen die Möglichkeit haben, der gegangenen Kinderseele bewusst einen Platz zu geben. Während andere Frauen oft gar nicht wissen, dass sie Mutter von Zwillingen waren, weil die Schwangerschaft viel später festgestellt wurde.

Es wird Zeit – für einen neuen feinsichtigen Blick und der funktioniert übers Herz.

**ESSENZ**
- Schaue mit den Augen der Liebe.
- In der Stille spürst du das Leben.
- Jede Kinderseele möchte ihren Platz in der Familie haben.

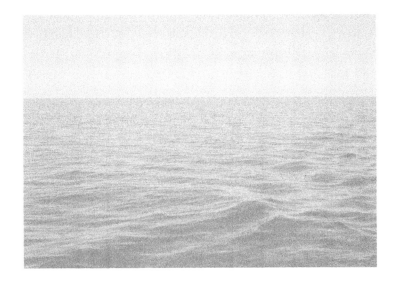

LICHT UND FARBEN,
GROß UND KLEIN.
SANFTE SCHWINGUNG,
ANGENEHM WARM.
DOCH UNSICHTBAR.

# Zarte Begleitung

Ganz schön düster kann es in Zeiten der Hoffnungslosigkeit sein. Das Leben gleicht einem dunklen Loch, es droht einen zu verschlucken – Leere auf breiter Spur. Kein Lichtblick in Sicht und keine Ahnung, wie es weitergehen soll. Süßigkeiten und andere Suchtmittel sind gerade die liebsten Begleiter, weil sie zumindest das Leben «versüßen». Alles scheint stillzustehen. Ein Zustand, der bis ins Unerträgliche gipfeln kann. Das Gefühl ist mir sehr vertraut. In der größten Verzweiflung jedoch, als nichts mehr ging, spürte ich sie: die Engel.

Wenn ich auf mein Leben zurückblicke, gab es immer wieder Momente, in denen die Engel nachgeholfen haben. Ich bin mir hundertprozentig sicher! Nicht als Gestalt waren sie sichtbar, aber völlig unerwartet tauchten Menschen auf, die mir halfen. Ein Buch, das ich zufällig in einem Bücherregal entdeckte, und das mir in meiner Krise weiterhalf. Manchmal war es nur ein Gedankenblitz, der mich veranlasste, etwas Bestimmtes zu tun.

Als alleinerziehende Mutter kämpfte ich häufig mit Geldsorgen, wusste nicht, wie es weitergeht und wie aus dem Nichts bekam ich Geld oder andere Geschenke.

Engel hätte ich mir in meinem früheren Leben nie vorstellen können. Hier hat der Kinderwunsch alle Kanäle in mir geöffnet, damit ich sie nicht mehr übersehe. Ich fange an zu lächeln, wenn ich an sie denke, weil sie einfach unberechenbar und wie Kinder sein können.

Als ich einmal in einer schweren Zeit nicht weiterwusste ziellos durch die Straßen lief, ohne zu wissen wohin, stand ich vor der Tür einer Heilpraktikerin und klingelte. Diese Praxis wurde ein Anker in meinem chaotischen Leben und der Ort, an dem ich das erste Mal Engeln begegnete.

Was haben Engel mit dem Kinderwunsch zu tun?
Wenn Engel existieren, warum muss ich dann so leiden?
Wie sollten sie mir helfen, wenn ich sie nicht sehen kann?

Engel sind die besten Unterstützer für Wunscherfüllung, die ich kenne. Im Alltag sind wir von unendlich vielen Engeln umgeben, und alle warten nur darauf, helfen zu können. Sie fangen allerdings erst an zu handeln, wenn sie darum gebeten werden – sonst passiert nichts. Die einfachste Methode in Kontakt zu kommen: Rede mit ihnen wie mit guten Freunden. Du könntest eine Kerze anmachen und dann legst du los: «Liebe Engel, ich bin verzweifelt, wütend, enttäuscht. Warum wird mein sehnlichster Wunsch nicht erfüllt? Ich krieg's alleine nicht hin, habe keine Kraft mehr. Immer wieder hoffen und letztendlich doch enttäuscht zu werden. Ich kann nicht mehr und bin wütend – auf mich, auf meinen Körper, auf die ganze Welt. Ich bitte euch um Hilfe, weil ich absolut nicht weiterweiß.»

Am Ende bedankst du dich, das ist nämlich die kraftvollste Wunschverstärkung. Ich behaupte nicht, dass du mit Engelhilfe gleich schwanger wirst, aber du brauchst dich nicht mehr so einsam zu fühlen. Sie machen Mut und geben Vertrauen, dass sich dein Wunsch erfüllen wird.

Was ist überhaupt ein Wunsch?

Er ist ein Gedanke, der in den Himmel wandert. Dort wartet er mit vielen anderen Wünschen darauf, endlich erfüllt zu werden. Der Wunsch braucht eine Verbindung zur Erde. Diese erschaffst du, indem du wieder die positive Gedankenkraft nutzt, so wie ich es im Kapitel «Gedankenpower» beschrieben habe.

Anleitung:

Du lebst und fühlst den Wunsch schon, als ob er in Erfüllung gegangen wäre. Damit wächst die Lichtspur in den Himmel und ein positives Signal wird gesendet. Das Universum ist nun angedockt und kann dich reich beschenken. Die Engel sind die Boten, mit ihnen kommen die Wünsche schnurstracks und überraschend zu dir. Das heißt aber nicht, dass ab jetzt Sternschnuppen aus dem Himmel fallen und du wunschlos glücklich bist. Die Erfüllung deiner Wünsche ist auch Arbeit und zwar jeden Tag. Frage über dein Herz die Engel: Was kann ich tun? Lausche ihren Antworten und die kommen nicht unbedingt in Form einer Stimme, sondern durch Begegnungen oder Zeichen im Alltag. Damit meine ich nicht, dass du sofort losrennst und neue Hilfen für den Kinderwunsch suchst. Im Gegenteil: Ich möchte dich dazu ermutigen, aus der Gewohnheit auszubrechen und neue Pfade zu betreten, denn die Antworten könnten auch mal heißen: Nichtstun, Ausruhen, Stille...

Wunscherfüllung und Engel, alles schön und gut, aber nicht, wenn du gerade wieder einen negativen Schwangerschaftstest in den Händen hältst. Wo sind sie denn in der seelischen Not, wenn dringend Hilfe gebraucht wird? Damals tobten in mir Wut und Groll, und ich war gar nicht fähig, feine Stimmen zu hören. Mein Tenor lag auf: Ich will schwanger sein, und mit diesem Willen hätte ich Wände durchbrechen können.

Die Stimmen der Engel aber sind leise und Ruhe ist notwendig, um sie hören zu können. Sei dir sicher, sie haben ihre Flügel ausgebreitet, möchten dich auffangen und dir etwas mitteilen. Du brauchst sie gar nicht zu sehen – wichtig ist der Glauben, dass sie da sind.

Auch heute noch «tricksen» mich die Engel immer wieder aus... Wenn ich mich festgebissen habe, bringen sie mich auf Umwegen mit dem richtigen Buch, einem Flyer, Menschen in Kontakt, die mich von alleine in eine neue Richtung lenken.

Das ist der Weg: nicht mehr «wollen und müssen», sondern sich einfach in eine himmlische Wolke des Vertrauens fallen lassen, die einen sanft trägt. Und genau zu dem führt, was für den momentanen Zustand notwendig ist.

Ein Tag mal anders.

Heute erwachst du mit dem Gedanken, dass ein schöner Tag auf dich wartet. Du sagst den Engeln guten Morgen und freust dich auf ihre Begleitung. Der ganze Tag steht unter dem Motto: Freude bei allem, was ich tue.

Und das Besondere heute: Du bist nicht alleine.

Mit deinen unsichtbaren Begleitern startest du in den Tag. Lächelnd verlässt du das Haus, bereit für Abenteuer. Parkplatz finden – kein Problem, Büroalltag – alles easy, und du freust dich über dich und lachst mit dir selber. Kollegen spüren, dass du heute anders bist. Sie werfen dir Blicke zu, können sich nicht erklären, was dich heute besonders macht. Alles scheint zu klappen, und gar nicht müde, sondern eher kindlich übermütig landest du wieder in deinem Zuhause.

Abends bedankst du dich für die wundervolle Begleitung und schläfst zufrieden und glücklich ein.

So könnte ein Tag in einem starken himmlischen Team aussehen...

**ESSENZ**

· Engel sind lichtvolle Begleiter in der Kinderwunschzeit.
· Nur, wenn sie um Hilfe gebeten werden, fangen sie an, zu handeln.
· Mit einem Dankeschön beschleunigst du die Hilfe.

**20** DIE TÜREN DER SCHATZKAMMER WERDEN GESPRENGT,
DA LIEGT SIE UND IST DEINE:
DIE GOLDENE KÖNIGSKRONE.

## Goldener Raum

Weißt du, wo er in deinem Körper ist?

Ich bezeichne den Unterleib und die Gebärmutter gerne als «Goldenen Raum». Genau die Körperregion, die beim Kinderwunsch absolut in Vergessenheit gerät. Bitte schenke ab sofort dem Goldenen Raum deine ganze Aufmerksamkeit: Werde ab sofort die Königin in deinem Leben. Das heißt Aufrechtgehen und Aufrechtsitzen, stolz wie eine Königin – überall, wo du bist. Sei dir deines Goldenen Raumes bewusst. Dort sitzt dein weiblicher Schatz und mit diesem Reichtum zeigst du dich. Ganz wichtig ist, diesem neuentdeckten Raum Wärme zu schenken.

Sobald der Unterleib sich erwärmt hat, beginnt sich ein wohliges Gefühl im Inneren auszubreiten. Wie bei einem Baby, was in seine warme Wolldecke gekuschelt wird. Wärmetipps: Massage des Unterleibs mit warmem Mandel- oder Sesamöl, Ingwertee, Wärmflasche, Hände auf den Bauch legen.

Die Gebärmutter ist das Zentrum deiner weiblichen Kraft – sie ist dein heiliger Raum, in den nur du Eintritt hast. Ich bezeichne sie auch gerne als weise Freundin in deinem Leben. Jede Gebärmutter hat ihren eigenen Charakter und birgt die Geschichten deiner Ahninnen, schamanische Wurzeln sind in ihr zu finden. Leider ist sie bei den meisten Frauen in einen Dornröschenschlaf gefallen und möchte gerne wiedererweckt werden!

An dir liegt es, dich wieder zu öffnen, um ihre Worte zu verstehen.

Mein Bild: ein Feuerball in den Farben rot und orange. Ich alleine kann dem Ball seine Größe geben und anfangen, ihn in Bewegung zu bringen.

Jedes Organ hat eine Schwingung, die abhängig ist von der täglichen und gesundheitlichen Verfassung – so auch die Gebärmutter. Du kannst dir bestimmt vorstellen, welche Schwingung bei der Gebärmutter ankommt, wenn du gerade im Kinderwunschstress bist: eine Mischung aus Angst, Trauer und Wut. Mit diesen Gefühlen wird sie sich eher kleinmachen.

Und das erlebe ich wirklich so!

In der Fruchtbarkeitsmassage ist die Berührung der Gebärmutter ein wichtiger Part. Sehr oft fühle ich sie zurückgezogen, kalt, fast leblos. Zu mir kommen junge Frauen, die eher die Gebärmutter einer «uralten Frau» haben. Deine Entscheidung ist gefragt, ob du dich wieder an deine weibliche Power anschließt und sie zum Ausdruck bringen möchtest.

ÜBUNG

Nimm dir 10 Minuten Zeit, um Kontakt zu deiner Gebärmutter aufzunehmen. Tue das mit dem Bewusstsein, dass dort deine Kraft liegt. Lege beide Hände auf den Unterleib und stelle dir vor, über deine Hände fließt Wasser in dein Körperinneres – die Einladung für neues Leben.

Was ist dein Bild von der Gebärmutter?

Als junges Mädchen gibt es keinen Grund, sich mit der Gebärmutter zu beschäftigen, später nur, wenn es gesundheitlich Probleme gibt. Meist passiert eine bewusste Auseinandersetzung erst ab 40. Auch beim Kinderwunsch wird sie häufig außer Acht gelassen.

Ich kenne Frauen, die haben äußerlich alles perfekt vorbereitet, ein Haus gekauft, sind neu eingerichtet, alles ist schöngemacht – jetzt darf das Kind einziehen. Was ist aber mit dem inneren Haus, ist dort das Licht angemacht, alles für den Empfang vorbereitet? Wenn eine Seele sich auf den Weg macht, möchte sie nicht in ein dunkles und kaltes Haus ziehen.

Das hört sich alles interessant an, aber es nervt dich eher, was ich schreibe, denn bei dir schwingt vielleicht ein ganz anderes Gefühl – WUT.

Ich kann dich beruhigen, das ist ganz normal, wenn du anfängst mit Unterleib und Gebärmutter in Kontakt zu gehen. Dort sitzt ja schon lange das Gefühl der Unerfülltheit, dein Mangel, etwas nicht zu bekommen. Dein Baby ist immer noch nicht da, das lange Warten macht dich einfach so wütend! Ungerecht ist es! Andere bekommen Kinder, nur du nicht. Bisher hast du immer freundlich reagiert, wenn in der Familie oder im Job das Thema auf Kinderwunsch kam. Dabei tobt innerlich ein Wirbelsturm der Gefühle. Du hast keine Lust, immer so zu tun, als sei alles in Ordnung in deinem Leben. In den ersten Beratungen erlebe ich die Frauen meist noch gefühlskontrolliert, die Wut ist hinter einer Tür eingeschlossen.

Bitte höre auf damit. Erlaube dir, die Wut richtig hochkochen zu lassen, wie eine schwarze Lava, die aus dir raus will. Du brauchst nichts mehr zu verheimlichen.

Schreien, toben, auf dem Boden wälzen, auf ein Kissen schlagen – tue es! Und fall danach vor Erschöpfung ins Bett, auch das ist o.k. Irgendwann wirst du ein Gefühl der Leere spüren, dann lege die Hände auf deinen Unterleib und schenke ihm das neue, goldene Gefühl.
Denke daran, du bist die Königin.

Lust auf einen Slam, um die angestauten Emotionen rauszulassen?

**Wut**
Klein gemacht ≈ hör den Donner ≈ kommt näher ≈ habe Angst ≈ das Grollen ≈ so laut ≈ hämmert am Körper ≈ ist Stein ≈ Splitter fallen raus ≈ breche auseinander ≈ Gewitter ≈ tobt ≈ gnadenlos ≈ keinen Halt ≈ falle ≈ ganz tief ≈ sitze fest ≈ schreie ≈ laut ≈ immer lauter ≈ niemand hört mich ≈ bin alleine ≈

einsam ≈ keine Stimme ≈ wer will mich ≈ eingesperrt ≈ wieder versagt ≈ krieg's nicht hin ≈ warum ≈ immer ich ≈ verdammt ≈ weiß nicht, wohin ≈ tobe ≈ schlage ≈ mit den Fäusten ≈ auf die Erde ≈ tut weh ≈ mache weiter ≈ zerre ≈ zerreiße ≈ Unkraut ≈ alles raus ≈ bis auf die Wurzel ≈ nichts mehr da ≈ ich falle ≈ tief ≈ auf den Boden ≈ erschöpft und leer ≈ ahnungslos ≈ wälze mich ≈ hin und her ≈ ein Licht ≈ einsam ≈ hell ≈ flackert ≈ in meiner Seele ≈ schau mich doch an ≈ einsam ≈ verloren ≈ will zu dir ≈ kann nicht ≈ bist zu grell ≈ lieb mich ≈ schnappe Luft ≈ atme ≈ frei ≈ Türen auf ≈ komm rein ≈ bin da ≈ Augen zu ≈ träume ≈ wie ein Kind ≈ die Sonne scheint ≈ in Wärme ≈ eingehüllt ≈ das ist Liebe ≈ sanft und weich ≈ endlich schlafen.

Traurige Frauen kommen zu mir, die oft schon mindestens eine erfolglose IVF hinter sich hatten. Ihnen allen ist das Bewusstsein verloren gegangen, dass es eine Verbindung braucht vom Kind zum Körper. Du hast in diesem Kapitel erfahren, dass das Spüren des Unterleibs und der Gebärmutter wichtig für den Kinderwunsch ist. Jetzt geht es ein noch einen Schritt weiter.

Mein Appell lautet:
Zeige dem Kind, wohin es kommen soll. Ich beschreibe mal das Gefühl, wenn ich in Kontakt bin mit den Kinderseelen: Der Autopilot wird angestellt, damit ist die Verbindung hergestellt, die Kinderseele weiß genau, wohin sie soll. Sie verfehlt ihr Ziel nicht. Ich sehe eine goldene Straße, die vom Himmel in die Gebärmutter führt.

Gerade bei Kindern, die auf dem künstlichen Weg auf die Erde geholt werden, ist diese Verbindung so wichtig.

Übrigens nutze ich wieder bewusst die Bildsprache, weil der Kopf sich auf diese Weise viel schneller ausschaltet und du leichter ins Gefühl kommst.
Daher meine Empfehlung: Finde deine eigenen Bilder, dann bist du mit deinem Inneren Kind verbunden und die Leichtigkeit ist wieder da.

**ESSENZ**
· Die Gebärmutter ist dein weiblicher Schatz.
· Der Unterleib braucht Wärme.
· Du bist die Königin.

**21**

WARM UND WEICH
LIEGST DU IN IHREN ARMEN.
HIER DARFST DU ZU HAUSE SEIN.

# Unsere Mütter im Leben

Ich schreibe bewusst Mütter,
weil es mehrere Mütter gibt in deinem Leben.

Deine Mutter, die dich geboren hat.

Du, die Mutter für dein Inneres Kind und für das Kind,
welches schon im Himmel wartet.

Die Göttliche Mutter, die vielen gar nicht bewusst ist.
Als Kind lernen wir, dass es einen Gott gibt, beten das
«Vaterunser», ohne zu wissen, dass es auch die weibliche
Form gibt. Den weiblichen Ausdruck von Gott nenne ich
die «Göttliche Mutter».

Auch «Mutter Erde» gerät in Vergessenheit, obwohl sie
uns täglich durchs Leben trägt und der Ort ist, an dem die
Kinderseelen ankommen möchten.

Beginnen möchte ich mit der Mutter, die dich geboren
hat. Schaue dir euer Verhältnis an, ganz ohne Wertung,
bleibe einfach die Beobachterin.

**ÜBUNG**

Bitte nimm dir Zeit für die Antworten
und schreibe sie in dein Buch.

· Wie hast du deine Mutter als Kind
  wahrgenommen?

· Wie siehst du sie heute?

· Kannst du dich an Umarmungen und
  Wärme erinnern?

· Hat sie dir das Gefühl von Vertrauen gegeben?

· Was gefällt dir gut an deiner Mutter,
  was lehnst du ab?

· Welchen Bezug hat sie zu ihrem Körper?

· Hat sie dich gestillt?

· Wie hat sie über deine Geburt gesprochen,
  gab es Komplikationen?

Häufig gibt es Parallelen aus den Leben von Mutter
und Tochter. Mangelgedanken und die dazugehörigen
Themen wiederholen sich gerne. Dem Ursprung auf den
Grund zu gehen, hilft, Glaubensmuster zu verabschieden, die du von deiner Mutter trägst. Das heißt nicht,
der eigenen Mutter alle Schuld zu geben für das, was im
Leben schiefläuft. Ganz im Gegenteil, eher ist es wichtig,
alles liebevoll anzuschauen und zu vergeben. Ich erlebe
häufig schwierige und zerstrittene Mutter-Tochter-Bezie-
hungen.
Mein Rat: Fange dort an heil zu werden, wo du selber
gerne hinmöchtest.

Jede Mutter versucht ihren Job so gut wie möglich zu machen. Mutter sein ist kein Beruf, den wir erlernen können. Zumindest beim ersten Kind wird man ahnungslos hinein geschubst, und es ist erst einmal ein «Learning by doing».

Vergebung ist ein Schritt, der freimacht – kiloweise Ballast abwerfen, der sich in vielen Jahren angesammelt hat. In dieser Freiheit kann eine völlig neue Mutter-Tochter-Beziehung entstehen.

Genauso gehört dazu, wertschätzend auf die gesamte weibliche Ahninnen-Linie zu schauen. Natürlich kannst du sie ablehnen, aber viel kraftvoller ist es, ihr Erbe zu nutzen und zu vertrauen, dass sie dich in deinem Leben unterstützen. Sie lehren dich, deine weibliche Macht anzunehmen und deiner Intuition zu folgen.

Auch sich wiederholende Ereignisse in der Familiengeschichte wie Fehl- und Todgeburten oder Schwangerschaftsabbrüche sind wichtig anzuschauen. Manchmal kommt durch Zufall heraus, dass jemand ein Zwilling war, und der andere Zwilling sich in der Schwangerschaft wieder verabschiedet hat. All diese Themen können eine Bedeutung in einer Kinderwunschgeschichte haben.

Schon häufiger habe ich gehört, dass Frauen Hemmungen haben, ihren Müttern von der Kinderlosigkeit zu erzählen. Sie fühlen sich als Versagerin, gerade wenn die eigene Mutter mehrere Kinder geboren hat. Ich bin mir sicher, dass ein offenes Gespräch sehr hilfreich und tröstend sein kann.

Du möchtest Mutter werden und ein Kind empfangen? Dann ist es Zeit, dass du lernst, empfänglich zu werden. Einen wichtigen Teil habe ich schon beschrieben und das ist die Berührung. Von unseren Müttern lernen wir eher, dass wir Frauen die Familie versorgen; Pause machen und Kranksein gibt es für uns nicht.

Wie sieht das in deinem Alltag aus? Bist du diejenige, die immer Freunde, Mann, Familie, Arbeitskollegen umsorgt? Du kennst das Gefühl der Leere, weil du immer nur gibst? Dann ist es umso wichtiger, dass du lernst, für dich zu sorgen.

Versuche im Alltag darauf zu achten, dass Geben und Nehmen im Einklang sind. Verwöhne dich mit einem leckeren Essen, mit Zeit für dich, einer Massage, einem Schaumbad oder lasse dich von der Natur mit ihren Farben, Früchten und Klängen beschenken.

---

**ÜBUNG**

Schließe die Augen und gehe mit deiner Aufmerksamkeit in dein Herz. Fülle dich ganz aus mit deiner Liebe, gib der Liebe eine Farbe und lasse dir Zeit.

Dann stellst du dir eine Person vor, die dir Kraft gibt; das könnte auch der Schutzengel sein. Du brauchst gar nichts zu tun, außer deinen Körper auf Empfang zu stellen, dich lieben zu lassen.

Eine interessante Erfahrung, ohne Gegenleistung einfach nur etwas geschenkt zu bekommen.

Wenn du etwas geben möchtest, dann mache es über dein Herz. Lasse Liebe in dein privates Umfeld, an deinen Arbeitsplatz oder an Orte fließen, wo Liebe gebraucht wird. Über das Verschenken verliert sich die Härte, du beginnst, weicher zu werden und Grenzenlosigkeit kann entstehen.

## Die Göttliche Mutter

Irgendwann war ich an dem Punkt angelangt, wo eine Therapie sinnvoll gewesen wäre. In meinem Badezimmer spielten sich meine inneren Dramen ab, denn das war der Ort, an dem ich meine Schwangerschaftstests machte. Die Sekunden des Wartens, ob ich nun schwanger bin oder nicht, waren eine körperliche und seelische Zerreißprobe. Das Warten zwischen Hoffnung und dem Zerplatzen eines Traums – ich kenne kein schlimmeres Gefühl.

Mal wieder negativ: Es machte «Peng» in mir, zerstörte meinen Traum, meine Sehnsucht, die so groß war, dass sie in meinem Körper, in meiner Seele schmerzte. Manchmal wollte ich es auch nicht glauben und machte noch einen zweiten Test. Das Schlimmste war die Zeit danach, wenn es galt, aus dem Gefühl «Ich bin schwanger» wieder im normalen Leben anzukommen. Ich wollte mich am liebsten betäuben, nicht mehr fühlen und in meine Scheinwelt abtauchen – eine glückliche Familie mit dem dritten Kind.

Mit wem konnte ich über meine Situation sprechen? Freundinnen hörten schon x-Mal meine Geschichte und ich wollte sie nicht langweilen.
Mein Mann: Klar hatte er Verständnis, aber er musste

mit seiner eigenen Traurigkeit fertig werden. Außerdem konnte er meine Versagensängste als Frau nicht nachempfinden. In dieser Zeit habe ich mich oft sehr einsam gefühlt, suchte Hilfe bei Therapeuten, doch mein Unglücklich sein blieb. Gott war meine letzte Hoffnung. Er sollte mir erklären, warum ich so leiden musste und warum er mir nicht half, noch ein drittes Kind zu bekommen. Ich führte innerliche Gespräche mit ihm, in denen ich mich bitterlich beklagte, dass er mich so alleine lässt mit meinem Kummer. So begann mein spiritueller Weg etwas holprig und mit der Erkenntnis, dass auch Gott nicht mein Prinz ist, der mir meine Träume erfüllt.

Ich lernte, dass es auch eine weibliche Form von Gott gibt – die Göttliche Mutter. Mich ihr anzuvertrauen, gab mir Halt. Die Vorstellung, es gibt eine Mutter und diese hat unendliche Liebe für mich, in ihre Arme kann ich mich fallen lassen, bewegte mich. Ein Gefühl, das zu vergleichen ist mit der Sonne, die mich wärmt. Erst jetzt konnte ich auch die innere Wärme und den Frieden in mir spüren.

Warum ich das erzähle?

Dein Kinderwunsch kann dich irgendwann an den Punkt bringen, wo du absolut nicht mehr weiterweißt, und dann braucht es eine neue Ebene. Eine viel größere – die göttliche Ebene. Du kannst deine Sorgen abgeben und sagen: Mach du, Göttliche Mutter, ich kann nicht mehr, ich brauche deine Hilfe. Das ist die Chance, eine völlig andere Mütterlichkeit zu erleben, die unendlich starke Liebe der Göttlichen Mutter.

**22** IN SCHOKOLADE BADEN,
SOFTEIS LECKEN,
MARSHMALLOWS NASCHEN,
KAKAO MIT SAHNE TRINKEN,
VANILLEPUDDING ESSEN...

# Muttermilchgefühl

Das ist das süße, wohlige, nährende Gefühl an der Mutterbrust. Liebe trinken, bis ich satt bin.

Egal, wie alt – vom Baby bis zum Erwachsenen – wir alle wünschen uns das! Und die Kinder, die nicht gestillt worden sind, umso mehr.

Auf der Suche danach verirren wir uns leicht, unwissend, wie wir die zuckersüße Sehnsucht stillen können. Dabei ist es völlig simpel, wieder in Kontakt mit der Mutterwärme zu kommen und zwar über Mutter Erde – sie stillt unseren Liebeshunger. Gerade, wenn es im Leben nicht so gut läuft, kann der Mutter Erde-Kontakt dem Körper genau das geben, was er braucht. Unruhigen und hibbeligen Menschen fehlt oft diese Anbindung und über diese neue entdeckte, nährende Mutterebene kommen sie zur Ruhe.

Ich liebe Mutter Erde!

Es war aber keine Liebe auf den ersten Blick, ich habe sie lange gar nicht gespürt. Wenn ich mich heute mit Mutter Erde verbinde, dann öffnet sie mir einen Raum auf der Erde, in den ich eintauchen kann, soweit ich möchte, bis hin zum Erdfeuer. Ich höre ihren tiefen, dunklen Klang, der ruhig macht und das «alles-ist-gut»-Gefühl vermittelt.

So fühlt sich bestimmt ein Baby im Bauch, wenn es den Herzschlag der Mutter hört, so fühlt es sich in der Gebärmutter an. Später findet das Baby dieses Gefühl an der Brust mit der Muttermilch – Urvertrauen. Im Erdenraum ist es warm und weich wie im mütterlichen Schoß, dort wird jeder satt von Liebe.

Als Kind habe ich dieses Gefühl nicht kennengelernt, daher haben mir ein Leben lang die Süße und die Ruhe gefehlt. Ich bin durch mein Leben gehastet, immer auf der Suche nach Erfüllung, eben nach diesem Muttermilchgefühl.

Dein Kind wünscht sich einen Ort, in dem Vertrauen, Wärme und Geborgenheit wohnen – dort kommt es gerne hin. Versuche, die wärmende und nährende Verbindung zur Erde zu entdecken, damit diese Energie in deinen Körper einziehen kann. Ich weiß, das geht nicht von heute auf morgen. Aber alleine die Bereitschaft, sich für Mutter Erde zu öffnen, bewirkt eine Veränderung im Inneren.

Ich kenne eine spirituelle Lehrerin, die verströmt unendliche Liebe, so dass ich das Gefühl habe, Zuhause zu sein.

Mit ihren Augen, in ihrer ganzen Präsenz verbreitet sie ein wärmendes Muttergefühl und ich möchte mich am liebsten in ihre Arme fallen lassen. Einfach nochmal Kind sein und Urvertrauen aufsaugen, das bisher im Leben gefehlt hat.

Auch du kennst bestimmt eine Frau mit so einer Ausstrahlung, aus deinem Umfeld oder aus dem öffentlichen Leben. Sie werden häufig von Kindern umringt, haben selber viele Kinder und in ihrer Nähe halten sich Frauen und Männer gerne auf. Verbinde dich innerlich mit ihr, beobachte und lerne von ihr.

Körperlich ist die Erde dem Wurzelchakra zugeordnet und befindet sich auf der Höhe des Steißbeins. Es ist nach unten geöffnet und verbindet dich energetisch mit der Erde und der Farbe Rot. Wann immer du das Gefühl hast, dass du die Erdverbindung verloren hast: Gehe raus in die Natur, rieche den Duft der Erde, atme sie ein und finde wieder Anschluss an ihren nährenden Fluss.

Weitere Tipps: Lade die Farbe Rot ins Leben ein, in deine Wohnung oder trage sie als Kleidungsstück. Spüre den Boden unter den Füßen, lasse über deinen Atem Wurzeln in die Erde wachsen. Laufe barfuß, drinnen und draußen. Pflanze Blumen und Gemüse, jäte Unkraut und lerne den Klang der Erde kennen. Musik ist eine Möglichkeit mit der Erde in Kontakt zu kommen – Trommeln und Reggae Musik bringen dich in die Tiefe deines Wurzelchakras.

Musikinspiration:
Bob Marley, Gentleman, Buena Vista Social Club.

Die Töne berühren den Unterleib und lassen dich die Erde und das Feuer spüren. Das innere Feuer über Tanz zu entfachen – auch das ist ein wunderbares, kraftvolles Gefühl von Weiblichkeit. Der Unterleib beginnt zu pulsieren und Verspannungen lösen sich.

Und für noch mehr Genuss findest du hier einen weiteren Slam.

## Vertrauen

Die Füße sind nackt ≈ stehen auf dir ≈ wer bist du, Erde ≈ jeden Tag ≈ trampele ich ≈ gehe auf dir ≈ schnell ≈ achtlos ≈ kenn dich nicht ≈ dunkel bist du ≈ fast schwarz ≈ schmutzig ≈ glitschig ≈ weich ≈ trocken ≈ hart ≈ machst mir Angst ≈ wechselst dein Gesicht ≈ weich und warm ≈ breitest du dich aus ≈ unter meinen Füßen ≈ bist einfach da ≈ kriechst einfach durch ≈ ohne zu fragen ≈ kommst zu mir ≈ ich habe Angst ≈ vor diesem Spiel ≈ mit der Leidenschaft ≈ Hingabe in mir ≈ nein ≈ ich trau mich nicht ≈ ich löse mich auf ≈ Stopp ≈ ich kann nicht mehr ≈ ein Spiel ≈ mit dem Feuer ≈ zu heiß ≈ in mir ≈ ich bin das Feuer ≈ komm ≈ erlaube mir ≈ ich will zu dir ≈ Sehnsucht ja ≈ komm durch die Beine ≈ ins Becken ≈ du bist mir nah ≈ doch fremd ≈ ich will dich ≈ in deinen Raum ≈ lass mich rein ≈ will dich berühren wie eine Geliebte ≈ wie eine Mutter ≈ wärmst mich ≈ ich will mehr ≈ werde verrückt ≈ will dich berühren ≈ mit meinen Händen ≈ du bist echt ≈ ich rieche dich ≈ ganz in dir versinken ≈ Körper an Körper ≈ Haut an Haut ≈ Millimeter Nähe ≈ fühlen ≈ aufsaugen und trinken ≈ wie süßen Kakao ≈ heiß und sanft ≈ lass mich fallen ≈ in deinen Raum ≈ höre ≈ Herzschlag der Erde ≈ bum ≈ bum ≈ bum ≈ trommeln im Körper ≈ kreise, mein Becken ≈ bewege mich ≈ höre deine Töne ≈ öffne den Mund ≈ Töne aus dem Becken ≈ aus der Erde ≈ kreisend ≈ otes Licht ≈ der Körper bewegt ≈ Wärme ≈ Vertrauen ≈ Erde, wir sind eins ≈ ich lebe.

## ESSENZ

· Mutter Erde schenkt Geborgenheit.

· Vertrauen entsteht über die Verbindung mit der Erde.

· Die Farbe Rot stärkt das Wurzelchakra.

DER FEINE SAND KITZELT DIE FÜßE,
DER WIND WEHT INS GESICHT,
DIE SONNE WÄRMT DIE HAUT,
DIE LIPPEN SCHMECKEN NACH SALZ.
HURRA!
DIE SEELE DARF URLAUB MACHEN.

# Berührung

Liebevolle Berührung geht unter die Haut, öffnet das Herz und macht den Körper weich und zart. Ich vergleiche es gerne mit einem Lotus, der anfängt seine Blätter zu öffnen und zu erblühen. Im Alltag wird die weibliche Zartheit gerne vergessen und im Job ist sie gar nicht gefragt.

In meinen Massagebehandlungen geht es genau darum: wieder die feinen Berührungen erfahren. Besonderes Augenmerk richte ich auf den Bauch. Die Bäuche, die mir begegnen, sind meist kalt und hart. In der Bauchregion sammeln sich Wut, Ärger und der Unfrieden mit sich selber an. Dort lagern die unverarbeiteten Gefühle. Die Bauchregion erlebe ich häufig als vom restlichen Körper abgeschnitten. Wenn ich die Frauen frage, ob sie ihren Bauch schon mal liebevoll gestreichelt oder massiert haben, schütteln sie meistens den Kopf. Selten erlebe ich, dass Frauen mit ihrem Bauch zufrieden sind.

Stattdessen wird im Fitness Studio hart trainiert für den straffen Bauch und den perfekten Körper. Auch ich war so eine Kandidatin, habe Leistungssport gemacht und bin Marathon gelaufen. Immer wieder habe ich meinen Körper bis an die Grenzen belastet. Das Wort Selbstliebe war mir absolut fremd und mein Körperbewusstsein hätte sich wohl auch nicht geändert, wäre da nicht der Kinderwunsch gewesen.

Dem Körper Beachtung zu schenken und ihm zu danken, kann ein richtiges Aha-Erlebnis sein, weil sich auf einmal die verschiedensten Körperreaktionen zeigen. Bist du doch bisher immer sehr streng mit ihm umgegangen, hast ihn eher von außen wahrgenommen, kommst du nun in einen liebevollen Kontakt mit deinem Inneren. Wärme, Stille oder eine neue Lebendigkeit können die Folgen sein.

Ein Hilfsmittel ist der Atem: Ihn zu beobachten macht dich automatisch ruhiger und du kannst nicht anders, als nach innen zu gehen. Bleibst du weiter in Kontakt mit ihm, kannst du sogar deinen Atemfluss spüren wie eine fließende Berührung.

Thich Nhat Hanh, einer der bedeutendsten buddhistischen Lehrer der Gegenwart, beschreibt in seinen Büchern wunderbar, welche Auswirkung der Atem in Kombination mit dem Lächeln auf Körper und Seele hat. Ich habe es ausprobiert und bin, verbunden mit meinem Atem, lächelnd auf die Straße gegangen. Hunderte Lächeln habe ich zurückbekommen! Nebeneffekt: Du fängst an, in deiner Schönheit zu strahlen.

Eine weitere Methode, um in Berührung mit dir selber zu kommen, ist die Kommunikation mit dem Körper. Den Körper persönlich ansprechen, ihm danken, ihn lieben, schafft ein neues Körpergefühl. Dann bist du nicht mehr getrennt, du bist eins mit dem Körper. Du kommst nach Hause!

Wenn eine Frau das erste Mal zu einer Behandlung kommt, dann lasse ich den Körper sprechen. Er erzählt mir seine Geschichte, schmerzende Organe machen sich bemerkbar. Vor allem die weiblichen Geschlechtsorgane, die stiefmütterlich behandelt worden sind. In ihnen setzen sich Wut und Trauer fest, dort ist für mich der Ausgangspunkt, um den Kinderwunsch zu behandeln.

Ein Beispiel aus der Praxis:
Eine Mutter wartet vergebens auf ihr zweites Kind. Nach einer traumatischen ersten Geburt und der Entfernung eines Eierstocks wird sie nicht mehr schwanger. In meiner Arbeit kann ich die unterdrückten Emotionen spüren, die sich in dem einzelnen Eierstock angestaut haben. Auf der einen Seite «alleine funktionieren zu müssen» und auf der anderen Seite die unglaubliche Wut der Frau, die sie gegen ihren Körper gerichtet hat. Die daraufhin liebevollen Worte an den Eierstock bewirkten, dass sich eine Schleuse öffnete: Schwarze, dickflüssige Wut konnte abfließen. Erst dann kehrte Ruhe in den Körper ein – die Basis für Alles.

Die Berührung des Körpers ist der nächste Schritt. Manchmal habe ich das Gefühl, dass der Körper förmlich danach schreit, berührt zu werden. Ich merke, wie unter meinen Händen die Anspannung beginnt, sich zu lösen. Dann dürfen endlich die Tränen sein und Emotionen fließen – das ist so wichtig!

Auch die Sinne möchten berührt werden.
Was berührt dich?
Duft, Klang, Bilder, Farben oder Musik?

Die Natur bietet eine wahre Sinnesfülle. Nirgendwo sonst kannst du dich besser erspüren und in deine Kraft kommen: Barfußlaufen auf dem Gras, Blätter rauschen hören, den Wald riechen, die Farben der Blumen aufsaugen, dem Vogelgezwitscher lauschen und das Plätschern des Bachs hören.

Hier gibt's nichts zu tun und zu denken – einfach die Natur machen lassen und automatisch wirst du still. Der Atem fängt an zu fließen und du kommst in Kontakt mit deinem Inneren.

Tipp: In den letzten Jahren sind in den Großstädten immer mehr Dunkelrestaurants zu finden – ein Abenteuer für die Sinne. Sowohl kulinarisch, als auch für euch als Paar. Sich den ganzen Abend von der Stimme des Anderen berühren lassen, die Haut ertasten und die Finger streicheln...

## ESSENZ
· Zarte Berührungen streicheln die Seele.
· Der Bauch ist das Zentrum für unverarbeitete Gefühle.
· Die Kommunikation mit dem Körper schafft Frieden.

DER FEINE SAND KITZELT DIE FÜßE,
DER WIND WEHT INS GESICHT,
DIE SONNE WÄRMT DIE HAUT,
DIE LIPPEN SCHMECKEN NACH SALZ.
HURRA!
DIE SEELE DARF URLAUB MACHEN.

# Dein Kind möchte gesehen werden

Damit meine ich nicht das Kind, was du dir wünschst, sondern dein Inneres Kind. Dieses Kind begleitet dich schon, seitdem du auf der Welt bist. Es hat von klein auf alles in dir aufgesogen, das Lob, alle positiven Äußerungen und Streicheleinheiten. Aber eben auch die negativen Sätze über dich und das Leben, die du von den Eltern, Verwandten, Mitschülern, Lehrern gehört hast.

Du bist nicht gut genug, du schaffst das nicht, du bist es nicht wert, du musst dich anstrengen, das Leben ist hart, die Liste könnte unendlich lang werden.

Genau diese Sätze trägt jeder ein Leben lang mit sich herum. In bestimmten Situationen ploppen sie auf, und lassen einen schmerzlich spüren, dass etwas nicht in Ordnung ist.

Bisher lief alles gut in deinem Leben und es gab gar keinen Grund, nach innen zu schauen. Der unerfüllte Kinderwunsch zeigt auf einmal, dass nicht alles nach Plan läuft, dass du nicht alleine die Macherin deines Lebens bist. Mein unerfüllter Kinderwunsch hat mich an meine Grenzen gebracht, der seelische Schmerz war so groß, dass ich das Gefühl hatte, mein Körper löst sich auf. Nichts und niemand konnte mir helfen, mich verstehen und mich trösten.

Mit aller Gewalt wurde ich aufgefordert, mich um mein Inneres zu kümmern – das Herz zu fühlen. In mir saß ein verhungertes Kind, dass nach Liebe schrie und es konnte weder mit Süßigkeiten, noch mit Geld getröstet werden. Und schon gar nicht mit einem weiterem Kind. Da ist also noch eine andere Kraft, die das Leben bestimmt, und die mit dem Ego nicht gesteuert werden kann.

In meinen Beratungen treffe ich auf Innere Kinder, die traurig und ängstlich sind, sich klein gemacht und zurück-gezogen haben. Ich vermute, du bist auch an dem Punkt angelangt, wo es um Hilfe schreit, und sich durch nichts mehr beruhigen lässt – außer durch LIEBE.

Es gibt jede Menge Bücher und CDs über das Innere Kind. Wichtig ist, dass du eine Verbindung herstellst zu dem Kind, dem Schatz in deinem Inneren, und es fühlst!
Diesen Schatz nicht zu beachten ist, als ob du einen Brillantring in einer Schublade hast, den du aber nie trägst. Du weißt, dass er kostbar ist, hast ihn aber nicht am Finger, und er kann seine Schönheit nicht zum Aus-druck bringen.

Das Innere Kind ist im Herzen, und nur du kannst die Schublade öffnen. Stelle dir vor, du machst sie einen Spalt auf und dir zwinkert ein helles, weißes Licht entgegen. Dieses Licht ist dein Unterbewusstsein, der Ursprung, an dem die negativen Erfahrungen gespeichert sind. Die positive Nachricht: Das Unterbewusstsein ist empfänglich für positive Botschaften, verändert und speichert sie sofort.

Es geht mir nicht darum, alte, schmerzliche Erinnerungen aus der Kindheit aufzuwühlen. Ich möchte, dass du dem brillantweißen Licht Raum gibst und du diese Kraft in dir entdeckst. Das Innere Kind kennenzulernen, ist der Weg ins Herz, der Schlüssel für Größe, Reichtum und Frieden.

Das Bild, was ich sehe: Die Inneren Kinder und die Kinderseelen sind mit dünnen Fäden verbunden, sie reagieren aufeinander im Positiven wie im Negativen. Sie sind pure Freude und Leichtigkeit und zeigen sich in den Regenbogenfarben. Überschattet werden sie von Angst und Zweifeln. Genauso schnell, wie ihre Farben verschwinden können, werden sie über Liebe wieder sichtbar.

Daher ist an erster Stelle das Muttersein gefragt: Werde die Mutter deines Inneren Kindes. Das bedeutet, wenn du auf das Innere Kind zugehst, machst du gleichzeitig den ersten Schritt zur Kinderseele, welche in dein Leben kommen möchte.

Eine neue, tiefe Verbindung zum Wunschbaby darf wachsen.

ÜBUNG

Nehme zwei Blätter Papier, bunte Stifte, vielleicht auch Glitzer. Schreibe zuerst dem Inneren Kind einen Brief und zwar mit der linken Hand. Du kommst auf diese Weise viel schneller ins Fühlen und der Verstand schaltet sich aus.

Dann nimmst du den Stift in die rechte Hand und schreibst der Kinderseele einen Brief. Schreibe, was du ihr schon immer sagen wolltest, all deine Emp-findungen, du darfst ihr dein Herz ausschütten.

Falls die Worte nicht kommen wollen, male ein Bild.

## ESSENZ

· Das Innere Kind findest du in deinem Herzen.
· Fange an, die Mutter deines Inneren Kindes zu werden.
· Das Innere Kind ist die Verbindung zu deinem Wunschkind.

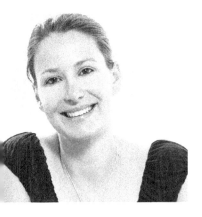

## DIE WELT MIT KINDERAUGEN SEHEN

*Natacha Neumann*

www.frechefreunde.de

Nach Jahren in der Lebensmittelindustrie und Positionen auf Managementebene für global agierende Unternehmen entschieden sich Natacha und Alexander Neumann 2010 gegen die Karriereleiter im Großkonzern und für den Traum ein eigenes Unternehmen mit Sinn und Nachhaltigkeit zu kreieren: die Geburtsstunde der erdbär GmbH und der Marke Freche Freunde. Diese steht für Kindersnacks, die ideal für unterwegs sind und Kinder spielerisch auf den Geschmack von Obst und Gemüse bringen. Wie? Lustige Verpackung und Form treffen auf innovative Rezepturen aus Bio-Obst und Gemüse.

**1** *Du hast als 27-Jährige deine internationale Karriere beendet, bist nach Berlin gezogen und hast mit deinem Mann ein eigenes Unternehmen gegründet. Warum hast du alles aufgeben und neu angefangen?*

Wow, das ist wirklich schon eine ganze Weile her. Bei meinem alten Job wurde ich immer wieder mit Studien konfrontiert, die mir gezeigt haben, wie viel Zucker und Co. in Snacks für Kinder steckt. Mein Mann und ich fanden das natürlich mehr als erschreckend und haben es uns zur Mission gemacht die Essgewohnheiten von Kindern nachhaltig positiv zu verändern, um damit die

Welt ein klein wenig besser zu machen.

**2** *Kurz nach der Unternehmensgründung bist du schwanger geworden. Meinst du es ist hilfreich erst seinen Träumen zu folgen, um dann leichter schwanger zu werden?*

Tatsächlich war unser Traum noch gar nicht verwirklicht, als ich schwanger wurde. Wir waren gerade im vollen Aufbau unseres Unternehmens. Aber was ich zu diesem Zeitpunkt bereits wusste, ist, dass ich auf dem richtigen Weg war. Und das hat sich sehr gut angefühlt. Vielleicht war es genau dieses Gefühl, das mich so glücklich und innerlich entspannt gemacht hat.

**3** *Du trägst die Verantwortung mit für euer Unternehmen, Entscheidung werden von dir verlangt. Gibt es trotzdem in dir eine verspielte und kindliche Seite? Wie lebst du sie?*

Eigentlich bin ich noch immer ein Kind. Das merke ich jeden Tag. Ganz besonders, wenn ich daheim mit meinen Kindern spiele. Aber auch auf Arbeit natürlich. Besonders als Erwachsener finde ich es wichtig, sich die Fähigkeit zu bewahren, die Welt mit Kinderaugen sehen zu können. So komme ich oft auf die besten Ideen.

**4** *Du bist ein positiver Mensch und vermittelst den Eindruck, alles was du in die Hand nimmst, klappt. Woher nimmst du die innere Kraft?*

Das ist alles Einstellungssache: Ich habe für mein Leben und mein Handeln bestimmte Werte festgelegt, die sich natürlich auch in unserem Unternehmen widerspiegeln. Dazu gehört auf jeden Fall auch eine gehörige Portion

Optimismus, denn nur so lassen sich Berge versetzen. Wenn man dann noch den Rückhalt in der Familie und im Freundeskreis hat, kann das nur Kraft geben.

**5** *Was können wir von Kindern lernen?*

Eine ganze Menge, denn Kinder, mit ihrem positiven und ungetrübten Blick auf die Welt, haben noch keine Vorurteile. Sie sehen die Welt auf eine achtsame und ganz besonders neugierige Art. Eine Sichtweise, die im erwachsenen Alter leider oft verloren geht. Ich finde, dass wir die Welt wieder mit Kinderaugen sehen sollten, um so die Magie, die uns alltäglich umgibt, wieder richtig wahrnehmen zu können.

EIN FASS, RANDVOLL MIT LIEBE,
STEHT BEREIT.
NIMM DEINE HÄNDE
UND MACHE DEN DECKEL AUF.
UND VOLLER FREUDE
STRÖMEN SIE HINAUS,
DIE BUNTEN SCHMETTERLINGE,
UND FLIEGEN
IN DEIN LEBEN.
LEICHT UND FREI!

## Liebe sieht Wunder

«Liebe dich», flüstert die Kinderseele dir ins Ohr, aber du kannst sie gar nicht verstehen, weil sie einen Klang haben, den du nicht kennst. Sie schicken ihre Worte in Form von farbigen Klangwellen zur Erde. Hören kannst du sie nur, wenn du in deinem Herzen bist, ansonsten schwingen die Wellen an dir vorbei, ohne dich zu berühren. Kinderseelen sind reines Liebeslicht und einzigartig, jede für sich. Sie wünschen sich, dass du deine Einzigartigkeit entdeckst – deine Selbstliebe.

Dich zu lieben bringt dich in eine neue Schwingung, die nicht nur dein Herz öffnet, sogar die Farben deiner Aura verändern sich.

Mit Sicherheit kennst du Situationen, wo es dir nicht gut geht und du dich klein machst – unbewusst nimmst du damit dein Licht zurück. Es kann durchaus passieren, dass du für andere gar nicht mehr sichtbar bist: Du wirst «versehentlich» angerempelt, im Restaurant nicht gesehen, von Kollegen überhört…

Ein langanhaltender Kinderwunsch ist häufig die Ursache dafür, dass Frauen unscheinbar werden und ihre weibliche Strahlkraft auf ein Minimum reduzieren. Die Folge ist, dass die Kinderseele ihre Mutter nicht mehr wahrnehmen kann.

Ich hab's gerade wieder in meiner Arbeit erlebt – eine Frau mit langjährigem Kinderwunsch kam zur Behandlung. Sie war frustriert, wütend, in ihr wohnte das Gefühl «niemand interessiert sich für mich, auch Gott nicht, sonst würde er mir doch helfen.»

Immer wieder beobachte ich, wie die Frauen sich in ihr Schneckenhaus zurückzog und die Selbstliebe keine Chance hatte, zu fließen. Zeitgleich nahm die Kinderseele, die schon startklar für die Erde war, ihr Licht zurück und machte sich ebenfalls klein.
Mutter und Kinderseele entfernten sich auf diese Weise, und von Jahr zu Jahr wurde die Entfernung größer.

Ein Bild zum Aufwachen:
Kinderseelen können durch die Zeit des langen Wartens erstarren und unbeweglich werden, als ob sie in einem Eisblock festgehalten werden. Dabei sind die Seelenlichter nichts anderes als der Spiegel der Frauen, die durch

ihre Bemühungen und Anstrengungen auch hart und kalt geworden sind.

Die gute Nachricht: Mit Freude und Liebe können die Kinderseelen aus ihrer Starre befreit werden und wieder Kurs aufnehmen zur Erde.

Die Frau aus dem vorherigen Beispiel lernte in der Arbeit, die Erwartungen an das Wunschkind, die ihren Körper eingeschnürt hatten, zu lösen. Endlich konnte sie Frieden schließen mit allem, was war und ist.
Von diesem Zeitpunkt an wanderte die Liebe schnurstracks nach oben und die schon weit zurückgezogene Seele war sofort wieder in ihrem ganzen Licht präsent. Das Eis ist durch die Sonnenstrahlen aus ihrer Mutterliebe wieder geschmolzen.

Die Frau beschrieb das, was für sie passiert ist, so:
«Ich spüre das Kind wieder, welches zu mir möchte. Die Kinderseele tanzt einen Freudentanz im Himmel.»

Tipp:
Folge dem Gesetz der Anziehung. Gleiches zieht Gleiches an. Liebe sucht Liebe und zieht sich magnetisch an!

Selbstliebe ist ein Lernthema beim unerfüllten Kinderwunsch, wenn nicht sogar das größte. Sie ist ein mächtiges Geschenk, welches du in dir trägst. Sie macht dich groß, stark und anziehend, niemand kann sie dir nehmen, und mit ihr kannst du Welten bewegen und Frieden schaffen. Millionen Wunschkinder fordern sie, wir sehnen uns alle nach ihr!

Nur fangen wir meist erst an, die Selbstliebe zu suchen, wenn der Mangel sich durch körperliche Schmerzen oder Misserfolge bemerkbar macht.

Übrigens: Auch die Kinder, die schon geboren sind, fordern uns zur Selbstliebe auf. Das sind die Kinder, die Schrei- und Tobsuchtsanfälle bekommen, sich im Supermarkt auf den Boden werfen und die Mütter bis an ihre Grenzen bringen. Warum gibt es so viele Tagesgruppen, die schwierige Kinder betreuen, weil die Eltern nicht mit ihnen klarkommen? Auch hier sind die Kinder nichts anderes als ein Spiegel, der Aufruf zur Selbstliebe, damit Ruhe und Frieden endlich sein können.

Meine Erfahrung ist, dass die Kinder den Eltern ihren Mangel an Selbstliebe entweder durch ihr Wegbleiben oder als Kind mit herausforderndem Verhalten auf der Erde vor Augen führen. Und ich sage das als Mutter, das ein Kind mit genau solchen Schreianfällen hatte und als Kinderwunschfrau...

Damals war die Selbstliebe ein mir völlig unbekanntes Wort. Ich hatte es zwar schon in vielen Ratgebern gelesen, aber wie sie sich anfühlt – großes Fragezeichen!

So blöd es klingt, aber erst mit meiner Kinderwunschgeschichte habe ich wirklich tiefgehende Gefühle kennengelernt. Freudig wartend auf mein drittes Kind, fühlte ich unendlich viel Liebe in mir, obwohl es noch nicht einmal in meinem Leben war. Meine Liebe wurde jedoch nicht in Form eines Kindes erwidert. Nein, sie kam unverbraucht zu mir zurück und schmerzte in meinem Herzen.

Wohin nun mit der ganzen Liebe? Ich hatte keine Ahnung, und daher verwandelte sie sich langsam schleichend in Selbsthass. Das hatte zur Folge, dass ich immer unzufriedener wurde. Wenn ich in den Spiegel sah, erblickte ich eine Frau, die auf alle Ebenen versagt hatte.

Meinen 40. Geburtstag feierte ich unter Tränen und in Weltuntergangs-Stimmung, doch der Absturz ging noch tiefer, bis in den tiefsten Schlamm. Meine innere Sonne war schwarz geworden und ich hatte mich für die eisige Schattenseite entschieden.

Ich suchte mir immer wieder Hilfe, mit der Bitte, mir zu zeigen, wie Selbstliebe funktioniert... Aber diese Therapiestunde kannst du nicht kaufen, die kannst du nur bei dir selber buchen.

Das heißt, wenn du Selbsthass kennst, dann schlummert in dir eine genauso große Liebesfähigkeit. Wenn du dich mit deiner ganzen Kraft auf die dunkle Seite katapultiert hast, dann hast du auch die Power, deine helle Seite zu entdecken.

Das geht natürlich nicht von alleine, macht «Bling» und sie ist da. Es ist ein Prozess über viele Jahre. Das Einzige, was du brauchst, ist die Bereitschaft für Veränderung und dann heißt es: immer weiter üben.

Hilfreich dabei ist, die kleinen Dinge im Leben zu schätzen und zu lieben.
Die bunten Farben einer Blumenwiese.
Den Guten-Morgen-Kuss von deinem Mann.

Das Treffen mit einer Freundin.
Die Sonnenstrahlen, die dein Gesicht berühren.
Die Wolken am Himmel.

Freue dich über jeden Tag, an dem du anfängst, dich und andere immer ein Stück mehr zu lieben. Die Selbstliebe ist die Nahrung für dein Inneres Kind und noch mehr: Sie ist der Code, um mit ihm in Kontakt zu kommen.

**ESSENZ**

· Liebe ist der Schlüssel.
· Liebe ist Freude.
· Liebe ist ALLES.

**26** BIST DU BEREIT, DEIN INNERES KIND ZU TREFFEN?
BIST DU BEREIT, DAS WILDE IN DIR ZU LEBEN?
BIST DU BEREIT, FRIEDEN ZU SCHLIESSEN?

# Zeit für Liebe
## 21 TAGE PROGRAMM

30 Minuten Zeit benötigst du dafür täglich.
Das ist ab jetzt deine Zeit, die dir heilig ist.

Falls du momentan keine Zeit hast für ein intensives 3-Wochen-Programm, dann kannst du dir auch einen Teil von sieben Tagen aussuchen. Nimm den, der dich spontan anspricht. Wichtig ist, dass du es mit Freude machst und nicht als Pflichtprogramm absolvierst.

Falls du noch kein Notizbuch hast, dann kaufe dir ein schönes, damit es dir Freude macht, hineinzuschreiben. Ich empfehle dir, auch nach den 21 Tagen weiterzuschreiben. Schreiben lässt die Emotionen fließen und macht die Seele frei.

Eine Seite kannst du schon mal freihalten und zwar für eine Liste, in der du aufzählst, was du alles an dir liebst. Diese darf beliebig lang werden, bunt angemalt und mit schönen Worten und Symbolen geschmückt sein.

## TAG 1-7

DU LERNST, DIE HERZENSTÜR ZU ÖFFNEN.
DU FÜHLST DEINEN INNEREN LIEBESFLUSS.
DU ENTDECKST DAS KIND IN DIR.

### LIEBESZEIT AM MORGEN

Ich werde auch in den nachfolgenden Kapiteln öfters vom Herz-Chakra sprechen: Es liegt in der Mitte der Brust auf Höhe des Herzens. Die ihm zugeordneten Farben sind Rosa und Hellgrün. Das Herz-Chakra liegt im Zentrum der sieben Haupt-Chakren und ist die Verbindung zwischen den unteren und oberen Chakren. Das heißt, wenn das Herz-Chakra aktiv ist, kann der Liebesfluss zu den anderen Chakren fließen und sie werden vom Herzen genährt.

**Thema:** «Ich liebe»

Harmonie, Einfühlungsvermögen, Fülle,
Vertrauen, Hingabe, Selbstliebe

## ZUM AUSPROBIEREN

Lege zuerst die linke Hand auf deine Brustmitte und dann die rechte, schließe die Augen, atme und spüre, wie du zur Ruhe kommst.

Gehe mit deiner Aufmerksamkeit in dein Herz. Du stellst dir vor, wie deine Herzensliebe (Rosa) deinen ganzen Körper durchströmt und jede Zelle mit Liebe auflädt. Die rosa Herzensliebe ist weich, süß wie Zuckerwatte und hat etwas Zartes, Kindliches.

Du bleibst in diesem Gefühl und öffnest in Gedanken die Tür in deinem Herz. Du siehst eine Treppe und die gehst du voller Vorfreude hinab. Sie führt dich tief und noch tiefer an einen Ort, der dich freudig stimmt. Eine Wiese in der Natur, eine Wasserquelle, oder an einen Meeresstrand. Nimm dir Zeit, an dem Platz anzukommen. An deinem Lieblingsplatz triffst du dein Inneres Kind und schaust ihm zu. Vielleicht baut es Sandburgen, schläft in der Sonne oder tobt über die Wiesen, alles ist möglich. Nimm es wahr, registriere sein Alter und sein Aussehen, gebt euch Zeit zum Kennenlernen und lasse dein Kind erzählen. Wichtig: Nimm die Gefühle deines Inneren Kindes wahr, wenn du ihm begegnest. Du spürst, wann es Zeit ist, zu gehen. Verabschiede dich und versichere ihm, dass du morgen wiederkommen wirst.

An den nächsten sechs Tagen triffst du dein Inneres Kind immer wieder an seinem Lieblingsort, und es kann sein, dass es jedes Mal ein anderes Alter hat und auch andere Bedürfnisse. Versuche, dich spielerisch darauf einzulassen, umso mehr Freude werdet ihr haben.

## 7-TAGE-AFFIRMATION

Eine Affirmation ist ein kurzer positiver Satz, formuliert in der Gegenwart. Je häufiger er gesprochen wird, umso schneller wandert er ins Unterbewusstsein und wird dort gespeichert. Am besten sprichst du ihn laut aus. Wenn du aber gerade im Büro sitzt, kannst du ihn wie ein Mantra verwenden und leise vor dich hinsprechen. Wichtig ist, dass du ihn so oft wie möglich sagst, quasi mit ihm verschmilzt.

### Affirmation
### ICH BIN LIEBE

Dieser Satz verströmt sich aus deinem Herzen überall hin: in deinen Körper, deinen Alltag, deine Beziehung, deinen Job...

Es ist dein Satz, den du ab sofort den ganzen Tag sagen darfst. Sei kreativ und schaffe dir Erinnerungen im Alltag: als Post-it oder in deinem Handy. Denke daran, ihn zu fühlen!

### Inspiration für den Tag
### EINMAL KIND SEIN

Das gilt für alle, auch für diejenigen, die jetzt aufschreien werden: «Ich habe keine Zeit.» Doch, du hast Zeit, ein Kind kann man überall sein: auf dem Nachhauseweg ein Lied laut im Auto singen und dazu mit den Händen auf dem Lenkrad trommeln, mit dem Kopf wippen und dich freuen.

Die letzten Schritte in deine Wohnung barfuß laufen. Das Radio laut stellen und fünf Minuten in der Küche tanzen.

**Hier noch mehr Freudetipps:**

bunte Tüte am Kiosk kaufen,
das Pippi Langstrumpf-Lied singen,
barfuß über eine nasse Wiese laufen,
Kirschohrringe tragen,
Herzwaffeln essen,
schaukeln,
rutschen im Schwimmbad,
ein Bild malen,
Lieblingskuchen mit Verzierung backen,
eine kunterbunte Mütze stricken,
Ringelstrümpfe anziehen,
Seifenblasen kaufen,
...was immer dir als Kind Spaß gemacht hat.


**LIEBESZEIT AM ABEND**

Bevor du in dein Buch schreibst, gehe mit der Aufmerksamkeit wieder in dein Herz und breite die Liebe in deinem Körper aus. Dann schreibst du besondere Ereignisse und Gefühle des Tages auf. Hat dich dein Inneres Kind tagsüber begleitet? Hast du vielleicht Dinge gemacht, die du sonst nie tun würdest?

**Nach den sieben Tagen halte bitte Rückblick:**

· Was ist dir leichtgefallen?
· Was hat dir Freude gemacht?
· Wo brauchst du noch Übung?

**TAG 8 - 14**

Du verabschiedest das, was dich klein macht.
Du spürst innere Freiheit.
Du fühlst neues Leben in deinem Unterleib.

**LIEBESZEIT AM MORGEN**

In den nächsten sieben Tagen wirst du das Sakral-Chakra, auch Nabel-Chakra genannt, kennenlernen. Es befindet sich auf Höhe der Hüftknochen, etwa eine Handbreit unter dem Bauchnabel. Ihm wird die Farbe Orange zu geordnet.

**Thema:** «Ich fühle und erlebe»

Etwas in Fluss bringen, Lebensfreude,
Sexualität, Selbstvertrauen, Kreativität

**ÜBUNG**

Lege deine Hände auf deinen Unterleib und lasse die Farbe Orange durch deine Hände fließen, so dass die Farbe immer kräftiger und stärker wird. Sie füllt deinen ganzen Unterleib und du spürst, wie eine neue Kraft in deinen Körper einzieht.

Stelle dir auch vor, dass das Orange in deine Gebärmutter, die Eierstöcke und Eileiter fließt.
Dein kompletter Unterleib ist angefüllt mit Orange. Indem du deinen Atem bewusst in den Unterleib fließen lässt, verstärkst du die Farbkraft und bringst das Chakra in eine neue Schwingung.

Beobachte in dieser Woche deine Emotionen.

## Affirmation
### ICH BIN FREI

Diesen Satz lässt du in deinen Unterleib fließen und er löst Begrenzungen auf. Stelle dir ein Wasserrad vor, welches stillstand und nun wieder beginnt, sich zu drehen.

Denk dran: Der «Ich bin frei»-Satz ist ab sofort dein ständiger Begleiter.

Sage ihn dir innerlich als Mantra oder laut vor dem Spiegel. Wenn du an einem Schaufenster vorbeikommst, auf der Kundentoilette, im Büro, deiner Phantasie sind keine Grenzen gesetzt. Verteile ihn als Post-it in deinem Zuhause.

Inspiration für den Tag

**RAUS AUS DER ROUTINE**

Breche deine eigenen Regeln und mache
jeden Tag etwas anders:
Mit der linken Hand die Zähne putzen.
Mit dem Fahrrad ins Büro fahren.
Ein knallbuntes Kleid anziehen.
Ein neues Gericht kochen.
Auf Hardrock tanzen.
Briefe mit der Hand schreiben.
Oder sage etwas, das keiner von dir erwartet hätte.

Mein Geheimtipp:

Mit einem Hula-Hoop-Reifen auf deine Lieblingsmusik
tanzen (mindestens 20 Minuten). Ich kenne kein besse-
res Mittel, was den Unterleib und die Hüfte in Schwung
bringt.

**LIEBESZEIT AM ABEND**

Nimm dir Zeit, den Tag Revue passieren zu lassen. Wie
konntest du dich mit deiner Kraft verbinden und wie hat
dein Umfeld darauf reagiert? Was für besondere Gefühle
kamen hoch? Schreibe alles in dein Buch und vielleicht
gibt es noch einen Punkt für die Liste «Was ich alles an
mir liebe».

Nach den sieben Tagen reflektiere noch mal die Woche:

Hat sich dein Körpergefühl verändert?
Ist dein Unterleib weicher geworden?
Was hat dir besonders gutgetan?

**TAG 15-21**

## Du lernst deine Sonne kennen.
## Du spürst Wärme in dir.
## Du schließt Frieden.

**LIEBESZEIT AM MORGEN**

Sieben Tage Zeit für das Solarplexus-Chakra. Es befindet sich in der Mitte des Oberbauches, knapp unter dem Solarplexus und ihm wird die Farbe Gelb zugeordnet.

**Thema:** «Ich bin - Ich kann»

Innerer Frieden, Kraft, Macht, Mut,
Persönlichkeitsentwicklung

Wusstest du, dass der Solarplexus auch die innere Sonne genannt wird?

Lege die linke Hand auf deinen Oberbauch, die rechte darauf und stelle dir vor, wie sich Sonnenlicht über den Atem in deinem Körper verteilt. Dein ganzer Bauch wird eine Sonne. Das machst du solange, bis dein Oberbauch richtig schön warm wird.

Gehe nun mit deiner Aufmerksamkeit zu deiner Leber. Sie sitzt auf der rechten Seite unter den Rippen unseres Brustkorbes im oberen Teil des Bauches. Die linke Hand bleibt auf dem Bauch liegen, die rechte Hand kommt auf die Leber. Das Sonnenlicht fließt vom Bauch in die Leber. Das machst du einige Atemzüge lang und gehst anschließend mit deiner Aufmerksamkeit in die Milz. Sie liegt im linken Oberbauch zwischen der linken Niere und dem Zwerchfell. Deine rechte Hand ruht nun auf dem Bauch, die linke Hand wandert zur Milz – das Sonnenlicht fließt in die Milz. Eine angenehme Wärme durchflutet sie und deinen Körper.

Diese Übung machst du jeden Morgen, nimm dir dafür 15 Minuten Zeit.

## Inspiration für die Woche
**DIE SONNE STEHT IM MITTELPUNKT DIESER WOCHE**
Immer, wenn du die Farbe Gelb siehst, denkst du an Frieden. Versuche möglichst oft, die Sonne wahrzunehmen, sie zu genießen, ihr zu danken.
Nutze die Woche, um Frieden mit dir und deinem Körper zu schließen. Wie oft warst du wütend auf ihn? Gibt es bestimmte Körperteile, die du innerlich beschimpft hast? Denke an das Sonnenlicht und lasse es an diese Stellen fließen.

Gibt es Situationen, Menschen, mit denen du Frieden schließen möchtest? Dann tue es, lade Frieden in dein Leben ein. Schreibe auf ein Blatt die Menschen auf, die du um Verzeihung bitten möchtest. Du kannst das in deinen Gedanken machen, laut sagen oder einen Brief schreiben, der nur für dich bestimmt ist oder den du tatsächlich abschickst.

Affirmation
**ICH BIN FRIEDEN**

Auch diese Affirmation sagst du, wann immer es möglich ist. Stelle dir dabei eine goldene Kugel vor, die sich in deinem Oberbauch dreht und Wärme verteilt.


**LIEBESZEIT AM ABEND**

Ich empfehle dir einen Leberwickel. Die Leber spielt eine zentrale Rolle in unserem Stoffwechsel und ist verantwortlich für die Ausscheidung von Giftstoffen.
Sie übernimmt die Steuerung des Energie- und Hormonhaushaltes. Genau in diesem Organ speichern sich gerne Wut, Zweifel, Trauer und setzen sich dort fest.

Daher empfehle ich, in der Kinderwunschzeit die Leber zu stärken, und das funktioniert hervorragend über einen Leberwickel. Ein feuchter, heißer Leberwickel sorgt dafür, dass die Leber stärker durchblutet wird, er ist quasi ein Turbo für die Entgiftung.

Du brauchst: ein kleines Handtuch, ein größeres Handtuch und eine Wärmflasche.

Anwendung:
Wärmflasche mit heißem Wasser füllen, kleines Handtuch in warmes Wasser eintauchen, Handtuch gut auswringen und doppelt gefaltet auf die Leberregion legen – Wärmflasche darauf packen – großes trockenes Handtuch darum wickeln.
Optimal: ca. 30 Minuten gut zugedeckt hinlegen, geht aber auch im Sitzen beim Fernsehen.

Am Abend wirkt ein solcher Leberwickel schlaffördernd. Die ideale Uhrzeit liegt zwischen 12:00 und 14:00 Uhr, evtl. fürs Wochenende aufheben und dir diese Zeit ganz bewusst gönnen.

**Nach den sieben Tagen – halte Rückblick:**
Wie reagiert dein Körper auf die Leberwickel?
Frieden schließen mit dir und anderen – kannst du Veränderungen beobachten?
Fühlst du eine neue Wärme in deinem Körper?

**Nach 21 Tagen Liebeszeit-Programm**
**ZIEHE BILANZ!**
Was hat dir gutgetan und was hat sich verändert?
Woran möchtest du noch arbeiten?
Möchtest du eine Übung in deinen Alltag integrieren?

Du kannst jederzeit auch eine einzelne
Woche wiederholen.

SIE IST DIE SONNE.
SIE IST KRAFT.
SIE IST VOLL DA.
MIT IHREN POWER-STRAHLEN
BERÜHRT SIE DAS LEBEN.

# Mutmacherin

Überall findest du sie: die Frauen, die mit voller Kraft unterwegs sind und eine Vision haben. Sie verfolgen ihre Ziele und gehen straight ihren Weg. Das heißt nicht, dass ihnen immer alles gelingt, was sie anfassen – mit Sicherheit durchleben auch sie Misserfolge und schwere Zeiten. Doch stehen diese Frauen immer wieder auf und verwandeln die Niederlage in neue Lebenskraft. Und sie werden dadurch noch stärker...

Gibt es in deinem Leben schon solch eine Frau, die dir den Kick gibt, weiterzumachen? Schau dich um, wer könnte sie sein und wie würde sie dich in deiner Kinderwunschzeit unterstützen? Du brauchst sie nicht persönlich zu kennen, eine Künstlerin, eine Musikerin, eine Sportlerin... Nimm dir Zeit und schaue dich in deiner Welt um. Ganz bestimmt ist sie schon da.

Verbinde dich innerlich. Finde heraus: Was macht sie besonders, wie kann sie dir Kraft geben? Am besten, du schreibst es in dein Buch und malst in Worten ein Bild von ihr. Sie ist der Spiegel für deine verborgenen Stärken, die gelebt werden möchten. Und vielleicht ermutigt dich diese Frau, mal wieder ein Kleid aus dem Schrank zu holen, auf Reisen zu gehen, selbstbewusst vor einer Gruppe Menschen zu reden. Egal, was, sie lockt dich aus der Reserve und gibt neuen Schwung.

Ich empfehle dir, den Kontakt mit den Menschen zu suchen, die schon das haben, wovon du aktuell noch träumst. Dazu gehören auch Mütter, auch sie gehören zu deinem Leben dazu.

Ein Experiment: Platzwechsel.
Ich lade dich ein, an Orte zu gehen, wo Kinder sind und du mit ihrer Fröhlichkeit in Berührung kommst. Das sind Spielplätze, Schwimmbäder, Vergnügungsparks. Plätze, die du wahrscheinlich bisher gemieden hast. Falls du das nicht schaffst, spazierst du bitte in Gedanken an diese Orte. Es funktioniert!

Du wirst Beobachterin, aber bitte dieses Mal nicht mit dem Gefühl «ich bin kinderlos». Fange an, das Kinderlachen zu lieben. Sauge die Leichtigkeit wie ein Schwamm auf und nimm sie mit in dein Leben. Magst du die Mütter mit einem liebevollen Blick betrachten und den Neid beiseiteschieben? Dann bist du meine Heldin. Denn du gehst einen Schritt, der dich Meilen voranbringt.

Die warmen Sonnenstrahlen, das Spiel, die Ausgelassenheit, das alles will auch zu dir. Öffne innerlich die Arme, ganz weit. So, dass die schönen Gefühle zu dir fließen können. Erlaube dir, das bisherige Bild der Kinderwunsch-frau zu verabschieden und erschaffe dich neu in deinen Gedanken. Du hast es in der Hand, immer, in jeder Sekunde. Und es geht weiter…

Bist du in der nächsten Zeit auf einer Familienfeier? Dann gibt's folgende Übung für dich: Du suchst in Gedanken eine Mutter aus, die dir gefällt und von der du lernen möchtest.

Die Kommunikation funktioniert ab jetzt nur übers Herz. Du stellst dir vor, wie du dich übers Herz mit der ausgesuchten Person verbindest. Vor deinem inneren Auge entsteht ein farbiger Wasserstrahl, der aus deinem Herzen sprudelt und dich mit der Frau in einen inneren Kontakt bringt. Das funktioniert ohne Anschauen!

Du hältst inne und bleibst ganz bei dir.
Aura, Gesten, Lachen – womit verzaubert sie dich?

Du stellst dir vor, dass überall um dich herum kleine Lichtpunkte sind, vergleichbar mit feinen Antennen. Diese Punkte öffnen sich und sind dein Empfangssender. Über den Herzenskontakt fließen nun Farben, Licht, Worte von ihr zu dir.

Gib dir Zeit.
Merkst du, wie du dich öffnest, größer wirst und neue Impulse zu dir kommen?

Wichtig: Nimm es leicht, mache die Übung mit Spaß und lasse dich einfach überraschen.

Wenn du geübt bist, kannst du das auch mit Menschen machen, die du nicht persönlich kennst, einfach probieren. Mehrere Vorbilder für unterschiedliche Situationen zu haben, ist auch möglich. Und dann einfach trainieren.

Ich möchte dir die Geschichte von einer Frau mit 14 Jahren unerfülltem Kinderwunsch erzählen. Sie bringt mich nicht zum Weinen, sondern sie lässt mein Herz tanzen.

Warum?
Es ist eine Mutmach-Geschichte, keine laute und doch wunderschön.

Hey Patrizia, weißt du noch wie alles anfing?
Der Kontakt zwischen uns begann zaghaft über Mails und mit deiner Frage, ob ich überhaupt mit dir arbeiten möchte. Außerdem hattest du große Angst, neue Zuversicht zu gewinnen und am Ende doch wieder in ein Loch zu fallen.
Ich riet dir, eine Reise zu mir zu machen. 700 Kilometer Fahrtstrecke – intuitiv wusste ich, dass du diesen Weg brauchst, um deine eigenen Grenzen zu überschreiten. Tatsächlich warst du alleine noch nie weit von deinem Zuhause fort gewesen, und es brauchte wohl viel Mut von dir. Dann standest Du vor mir, zart und mit einem versteckten weiblichen Selbstbewusstsein. Doch eine wilde Entschlossenheit funkelte in dir und die innere Stimme schrie förmlich: «Ja! Ich möchte Veränderung.» Du hast alle Hüllen fallengelassen und dich innerlich nackt gemacht. Echte Hingabe! Ich konnte den Freudenwirbel der Kinderseele spüren, die wieder aus ihrem Versteck hinauskommen wollte.

Ich denke gerade an ein leerstehendes Haus, welches viele Jahre unbewohnt ist. Die Möbel dick eingestaubt, Spinnweben an den Wänden, alle Räume sind in einen grauen Nebel eingehüllt. Plötzlich macht jemand die Fensterläden auf, Sonnenlicht strahlt in die Räume und alles wird hell. Ungefähr so hat es in dir ausgesehen nach der endlosen Wartezeit auf dein Wunschkind.

Wenn ich mit Kinderwunschfrauen arbeite, dann gibt es keinen Plan. Ich höre dem Körper zu, was er möchte.

Ich wusste sofort, dass wir nach draußen gehen, trotz Kälte und Sturm und er wehte heftig die Emotionen an die Oberfläche. Immer wieder faszinierend, wie die Natur mitarbeitet: Dein Schmerz und die Wut durften endlich rauskommen. Die Bäume öffneten die Tür zu deiner Weiblichkeit und auf einmal stand vor mir eine Frau, die sich wie eine Blume entfaltete – Blatt für Blatt. Immer schöner, weicher und empfänglicher wurdest du. Die Natur ließ dich Frieden mit deinem Körper schließen. Wow, und das war spürbar und sichtbar überall.

Von da an wurde die Arbeit mit uns leicht, ich sage bewusst «Wir», denn wir waren in gemeinsamer Sache unterwegs für die Weiblichkeit und die Kinderseele.

Der Schleier, der die Seele bisher umgab, lichtete sich und sie wurde immer präsenter. Das ist nicht anders als mit den Kindern auf der Erde. Wenn wir sie nicht beachten, ihnen keine Liebe schenken, dann ziehen sie sich zurück, und zwar weit.

Du bist Musikerin und mir war klar – du wirst den Zugang zur Seelenwelt über den Klang finden. Kinderseelen lieben ihn; genauso, wie sie ihre Klangwellen verströmen, sind sie empfänglich für unsere Klänge, egal, ob über Musik, Stimme oder Worte.

Daher für alle: Lerne den Klang der Seele zu hören; auch in dir wohnt ein besonderes Talent, was die Kinderseele aus dir herauskitzeln möchte.

Ich habe dich tanzen lassen und dann passierte das Unglaubliche, als ob ein Fass voller Leidenschaft sich öffnete und du hast dich frei getanzt. Deine Leidenschaft, dein Feuer, deine Weiblichkeit und eine völlig neue Frau standen vor mir. Mit 180 km/h über die Autobahn bist du nach Hause gefahren, obwohl du nie schnell fährst. Singend, innerlich tanzend und mit der Kinderseele in Kontakt.

Deine Rückmeldung:
Ich habe eine weite Reise unternommen und durfte erleben, dass es in Wirklichkeit eine Reise zu mir selber wurde. Ich hätte nie geglaubt, dass ich trotz bestehendem Kinderwunsch je so glücklich sein könnte. Ich habe Schritte gemacht, die ich nicht für möglich gehalten hätte. Sie haben dazu geführt, dass ich nun wirklich Frieden schließen kann mit der Situation, wie sie ist. Ich habe gelebtes Frausein immer mit Muttersein verbunden. Jetzt erlebe ich, wie stark sich die Weiblichkeit auch in mir zur Entfaltung drängt. Zum ersten Mal in meinem Leben fühle ich mich wirklich ganz. Ich strotze vor Lebensfreude. Sie ist nicht mehr an die Erfüllung meines

Kinderwunsches gekoppelt. Ich bin zutiefst dankbar über die Erfahrungen, die ich in den zwei Fruchtbarkeitstagen machen durfte. Was auch immer kommen mag – ich werde meinen Weg glücklich gehen können.

Hier dein wertvoller Tipp zum Loslassen:
Ich habe sämtliche Schwangerschaftsbücher/Empfängnisplaner ausrangiert, die ich damals angeschafft habe, als ich mir sicher war, demnächst schwanger zu werden. Dasselbe tat ich bei den Kleidern: Ich war vor ein paar Jahren etwas dicker als jetzt. Diese Kleider hatte ich immer noch im Schrank, für den Fall, dass ich schwanger werde und wieder etwas zunehmen würde – sie sind alle weg. Und von meiner Zeit als Kindergärtnerin, bevor ich noch das Musikstudium machte, hatte ich dutzende Kinder- und Bilderbücher in meinem Zimmer fein säuberlich aufgereiht, die ich dann meinen Kindern natürlich erzählen wollte... Sie alle sind, mit Ausnahme meiner Lieblingsbücher, weg (ich habe sie der Bibliothek geschenkt).
Ich will mein Leben so leben, wie es jetzt (!!!!!) ist. Sollte sich etwas ändern, kann ich ja wieder in die Bibliothek gehen!

Kinderwunschbehandlung mit einer 100% Erfolgsquote – das wollen wir alle, der Heilpraktiker genauso wie der Reproduktionsmediziner. Das war auch mein Wunsch, als ich vor 10 Jahren mit den Beratungen anfing.
Doch in dieser Zeit habe ich aus der Perspektive der eigenen Betroffenheit geschaut. Ich war einfach mitten drin im Thema, und den Gedanken «Was ist, wenn nicht?» wollte ich gar nicht an mich ranlassen.

Heute schon! Mein Blickwinkel hat sich verändert und es fühlt sich an, ob mein Herz in zwei Hälften geteilt ist. Die eine schlägt für die Frauen, die schwanger werden – ich liebe es, wenn diese Mitteilungen in meinen Tag flattern und mich erfüllen.

Doch die andere Hälfte ist für die Frauen, die nicht schwanger werden, und der Welt etwas Anderes schenken möchten. Wenn ich sehe, dass sie wieder ihre Weiblichkeit genießen und freudig im Leben stehen – ehrlich, dann sitze ich da mit Freudentränen. Das ist der Moment, in dem ich still werde und an meine Kinderseele im Himmel denke. Ich begreife, warum sie nicht gekommen ist. Richtig, mein Wunsch nach einem Kind hat sich nicht erfüllt. Doch eben dieser kleine Funke Traurigkeit in meinem Herzen gibt mir gigantische Kraft und Mut für Dinge, die ich mich früher niemals getraut hätte. Erfüllung leben mit und ohne Kinder: Das ist meine innere Mission, dafür bin hier in diesem Leben, und ich liebe meinen Job.

Keine Ahnung, wie deine Geschichte ausgeht,
aber ich bin überzeugt davon, dass sie ein Happy End hat.
Egal wie, mach weiter und tanze das Leben!

**ESSENZ**
· Verbinde dich mit starken Frauen.
· Trau dich und überrasche dich mit deinem Mut.
· Sei mutig!

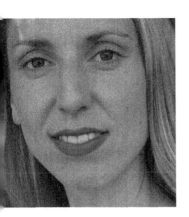

## MACHE DICH AUF DEN WEG

### Nina Winner

**www.geburt-und-mama-sein.com**

Nina Winner ist Birth Coach und Mama-Mentor. Sie begleitet Frauen in wichtigen Lebensprozessen rund um die Themen Schwangerschaft, Geburt und Mama-Sein.
Sie bietet Online Kurse, Meditationen, sowie 1-1-Begleitungen und Coachings im deutschsprachigen Raum an.

**1** *Mit 19 Jahren ist dein Vater gestorben und das führte zum existentiellen Ruin und zum Verlust deines Zuhauses. Was hast du daraus gelernt?*

Es war eine der intensivsten Zeiten meines Lebens. Mit dem Tod meines Vaters und dem ganzen Rattenschwanz, der dann folgte, starb auch etwas in mir. Es war ein Erwachen – brutal, aber effektiv. Ich musste viele Dinge loslassen, die bis zu dem Zeitpunkt Teil meiner Identität waren. So schmerzvoll das alles war, habe ich diese Zeit als wahnsinnig wertvoll erlebt und hatte einige sehr intensive spirituelle Erlebnisse. Ich fühlte mich geborgen, auch wenn gleichzeitig alles kopfstand. Je mehr ich loslassen musste, zum Schluss eben auch mein geliebtes Zuhause, umso leichter wurde ich. Ich fühlte meine eigene innere Stärke leuchten in mir.

**2** *Woher nimmst du deine Kraft?*

Sie fließt durch mich durch. Sie hat etwas Göttliches, denn sie kommt von oben. Ich habe gelernt, mich dieser Kraft zu öffnen. Es gibt einen Ort in mir drin, der diese Kraft sammelt und mit bestimmten Tätigkeiten kann ich diese auch immer wieder anzapfen. Das ist sicher der Tanz, die Meditation, der Kontakt zur Natur, das Arbeiten mit der Erde. Es geht immer wieder darum, die Verbindung zwischen dem Oben und dem Unten, dem Himmel und der Erde herzustellen. Spiritualität hat da einen ganz großen Stellenwert in meinem Leben. Und die Arbeit über den Körper. Das ist mein Instrument.

**3** *Als ausgebildete Tänzerin kennst du das Arbeiten mit dem Körper sehr gut. Wie komme ich leicht in Kontakt mit meinem Körper?*

Alle Menschen werden als Tänzer geboren. Schon Ungeborene lernen den Rhythmus des Herzschlags der Mutter. Wenn wir geboren werden, SIND wir unser Körper, also rein im Kontakt mit dem eigenen Körper.
In der Elternschaft liegt hier die große Verantwortung, diese Verbindung zu respektieren, also das Kind in seiner Körperwahrnehmung so wenig wie möglich zu stören. Kinder drücken sich rein über die Bewegung aus. Je mehr Bedeutung die Sprache in der Entwicklung des Kindes bekommt, umso mehr tauchen innere Konflikte zwischen Körper, Geist und dann eben auch dem Ego auf. Wir lernen in bestimmten Situationen, die Bedürfnisse unseres Körpers und seine Botschaften zu ignorieren, weil das vom Außen so verlangt wird. Je öfter das nötig ist, um so leiser wird diese Stimme des Körpers.

Hier kann das bewusste Atmen ein Anfang sein, sich auf den eigenen Körper einzustimmen.

**4** *Wie kann ich lernen an meine Träume zu glauben und sie auch zu verwirklichen?*

Hier geht es ums Tun. Einen Traum, eine Vision zu haben. Diese zu visualisieren und unseren Glauben an die Wahrmachung dieses Traumes zu affirmieren, ist die eine Seite. Aber es geht auch darum, sich mutig auf den Weg zu machen, ohne alle Schritte genau zu wissen.

Und ja, wir werden oft hinfallen, scheitern, uns wehtun. Es wird vielleicht kein angenehmer Weg sein und nicht immer leicht. Es ist eine tägliche Arbeit. Unsere Vision muss so stark sein, dass sie in uns weiter brennt, auch wenn alles auf ein Scheitern hindeutet.

# 28 DAS FEUER BRENNT: ALTES VERBRENNEN UND NEU BEGINNEN.

## Bereit für einen Neustart...

Könnte ich doch noch einmal alles anders machen...
Ich denke gerade an meinen Mann und an unsere Kinderwunschzeit. Und werde still. Viele Jahre haben wir uns als Paar mit unserem Leiden beschäftigt, uns in Träumen verloren und das Leben vergessen. Die Zeit ist vorbeigerast und wir haben etwas vergessen: glücklich zu sein und zu genießen!

Meinem Mann gab ich das Gefühl, dass nur ich Bescheid weiß und er keine Ahnung hat. Ich war diejenige, die Ratgeber stapelte, und er wollte sie noch nicht mal lesen. Einer musste doch die Sache in die Hand nehmen, tatenlos zusehen kam für mich nicht in Frage.

Mittendrin im Schreiben fällt mir das Lied «Verliebte Jungs...» ein und ich erinnere mich: Verliebte Männer sind einfach zum Verlieben. Dann sind sie unberechenbar, verzaubernd, verrückt und lassen die Frauenherzen tanzen. Wenn sie ihr Herz aufmachen, dann kommt dir ein mächtiger Gefühlsfluss entgegen.

Welche Bilder tauchen in dir auf?

In der Zeit des Kinderwunsches verliert sich die jungenhafte Ausgelassenheit schnell, und Schritt für Schritt ziehen sich die Männer in ihre eigene Welt zurück.

Die Spermien sollen sie punktgenau und in ausreichender Menge liefern, doch ihre Gefühle sind scheinbar nicht mehr gefragt. Im Mittelpunkt bleibst du mit deinem Körper, deinem Eisprung und deinen Gefühlsschwankungen. Was ist die Rolle der Männer? Sie sind Krieger, Weltretter, Abenteurer, Erzeuger, Ernährer, die ihre mitgebrachten Urkräfte leben wollen. Beim langen Warten auf das Wunschkind nehmen sie diese Kräfte zurück und übergeben ihrer Frau die Führung.

Wie sollen sie mit ihrer Männlichkeit im Frieden sein, wenn es nicht rund läuft und vielleicht niemals ein Kind durch sie entstehen wird?
Was für sie bleibt, ist ein stechender Schmerz im Herzen. Für ihn Worte zu finden, ist schwer und mit jedem Jahr werden die Gefühle eine Schicht tiefer versteckt.

Ein Rückzug scheint viel einfacher zu sein: sich lieber mit Arbeit betäuben, als mit dem Gefühlschaos zu beschäftigen. Häufig höre ich von Männern, dass sie großen Redebedarf in der Kinderwunschzeit haben, aber wer hört ihnen zu?

Die Emotionen brauchen ein Ventil, damit sie sich nicht in chronische Unzufriedenheit verwandeln.

Für die Männer:

Wie lange möchtest du den Kinderwunschweg gehen oder sehnst du dich danach, den Stress zu beenden? Vielleicht hast du ja schon einen Plan B und da gibt's noch einiges, wovon du träumst, was mit einem Kind gar nicht möglich wäre.

Nur: Wie kannst du es deiner Frau vermitteln, oder ist das womöglich das Ende der Beziehung? Und wieder bist du alleine mit den Gedanken, die im Kopf umherspuken. Am besten nicht mehr dran denken. Gleichzeitig merkst du aber, dass diese Zeit ein absoluter Energiefresser ist – du bist leer und müde.

Also hast du die Wahl: aktiv werden oder in ein Loch fallen. Bist du schon tief unten, dann wird´s Zeit, dich deiner Frau anzuvertrauen und offen und ehrlich das Risiko des Konflikts einzugehen. Es sei denn, du möchtest dein restliches Leben auf Sparflamme brennen. Wenn zusätzlich Wut dabei ist, weil gerade nichts mehr geht – perfekt! Sie ist nichts anderes als dein Kraftpotenzial, welches in eine positive Richtung gelenkt werden möchte.

Unerfüllter Kinderwunsch bedeutet nicht, dass du passiv in der Ecke stehen musst: Du hast es in der Hand. Damit meine ich, den Kinderwunsch wirklich mal loszulassen, den Stress abzuschütteln, und zwar so richtig. Deine Welt ist klein und eng geworden, der Blick auf den Lebensgenuss ist versperrt. Komm raus. Es ist Zeit für das Lieben, Leben und Lachen!

Ich kann es nur immer wieder wiederholen:
Kinderwunsch ist eine Chance, das Leben zu verändern, es neu zu erleben, dort hinzuschauen, wovor man bisher weggelaufen ist. Die Situation annehmen und nicht mehr kämpfen – das schafft Frieden.
Nur braucht es deinen und euren Einsatz, etwas verändern zu wollen und die Bereitschaft, das Opferdasein ein für alle Mal zu verlassen.

Für die Frauen:
Könntest du dir vorstellen, die Verantwortung mit deinem Mann zu teilen?
Bist du bereit, dich von alten Mustern zu trennen und es anders zu machen?
Dafür ist der Rollentausch perfekt geeignet:
Was wäre, wenn du deinen Mann die nächsten Schritte für euren Kinderwunsch überlegen lässt?
Was wäre, wenn du deinen Mann fragst, was, neben Kindern, sein größter Wunsch ist?
Was wäre, wenn du dich entspannt zurücklehnst?
Was wäre, wenn du ihm das Wort gibst?

Im Kapitel «Im gleichen Boot» habe ich schon über die belastende Zeit als Paar geschrieben. Nun für alle, die an dem Punkt angekommen sind, wo sie ihre Partnerschaft in Frage stellen und die Liebe nicht mehr sehen: «Einmal Hölle und zurück» habe ich an eigener Haut erlebt, nämlich mit meinem Mann.

Er, der Patchwork-Vater ohne eigenes Kind, der aus einer Großfamilie kommt. Er, der in seinem Job ständig umgeben war von Kindern, Schwangeren und Familien hat sein männliches Selbstbewusstsein komplett runtergefahren und sich wie Phoenix aus der Asche befreit. Den Weg bin ich jeden Millimeter mitgegangen, ohne zu wissen, wie er enden wird. Ich kenne sowohl die pechschwarze, als auch die glücksvibrierende Zeit als Paar in Kinderwunschzeiten.

Mein Buch hat das Kinderwunschthema in unserer Beziehung wieder aufgewühlt und fordert uns auf, uns nochmal damit zu beschäftigen. Mit Ende 40 wissen wir, dass Kind Nr. 3 nicht kommen wird. Wir schauen jetzt mit anderen Augen auf das, was uns in den letzten 15 Jahren beschäftigte und bis an die Grenzen gebracht hat.

Ehrlich gestehe ich heute, dass ich den einsamen Schmerz meines Mannes gar nicht sehen wollte. Ich war der Mittelpunkt, während mein Mann still Gefühle in sich hineingefressen hat und zwar wortwörtlich: Er nahm 10 Kilo zu. Damals war ich diejenige, die ständig nach Lösungen suchte und mit meinem Aktivismus fast nicht auszuhalten war.

Von Jahr zu Jahr lebten wir uns mehr auseinander. Das Fatale in dieser Zeit war, dass der Mangel unser ganzes Leben beherrschte. Es war die Zeit unserer größten Existenzängste, wir hatten nie genug Geld, die Angst beherrschte unser Leben. Der Kinderwunsch reihte sich in die Reihe unserer Mängelliste perfekt ein. Kein Wunder, dass auch irgendwann die Liebe und Freude verschwanden. Das Leben zeigte uns, dass etwas gewaltig schieflief, aber gemerkt haben wir das erst viel später.

Getrennt haben wir uns, als der Kinderwunsch aus Altersgründen gar nicht mehr das zentrale Thema war. In all den Jahren des Mangels hatte sich so viel Müll angehäuft, dass wir keine gemeinsame Zukunft mehr sahen. Daher braucht es manchmal auch die radikalste Entscheidung, in unserem Fall die Trennung, um wieder Liebe zu finden.

Heute wissen wir, dass ein drittes Kind unsere Probleme nicht gelöst hätte, denn für sie waren nur wir selbst zuständig. Einmal 90 Grad um die eigene Achse drehen, alte Muster verabschieden und ein Neustart, das wäre mit Kind nicht möglich gewesen. Verrückt!

Mein Mann ist in unserer Trennungszeit an den Ort gezogen, den wir uns schon immer gewünscht haben. Ein Hof mitten in der Natur, umgeben von Wald, an einer Wasserquelle, mit einem Feuerplatz und Tieren. Dort ist ein neuer Mann zum Vorschein gekommen, der seine Kraft, Größe und Leidenschaft zum Feuer entdeckt hat. Als Feuerlauftrainer ermutigt er heute Männer, Frauen und Jugendliche, Grenzen zu überwinden, um ihre Ziele zu erreichen. Ich weiß, dass in jedem Mann das Feuer brennt, in unterschiedlicher Form, und das möchte wieder lebendig sein.

Wir haben uns als Paar wiedergefunden. Die Trennungszeit war unsere beste Therapie, und wir wohnen nun gemeinsam auf dem Hof.
Ich rate allen Paaren: Schaut hin, was möchte euch das Leben zeigen und was dürft ihr noch lernen? Und gibt es einen neuen, gemeinsamen Weg?

Früher habe ich Paarberatung ganz klassisch in einem Raum, sich gegenübersitzend, angeboten, aber nach meiner Trennung passt das nicht mehr.

Ein unerfüllter Kinderwunsch braucht Bewegung! Mein liebstes Arbeitszimmer ist die Natur geworden und seitdem ist diese Idee in meinem Kopf. Ich möchte Paargespräche bei einem Spaziergang führen, damit die Emotionen in den Fluss kommen. Einfach mal die Wut rausschreien, Holzbretter zerschlagen oder erschöpft auf der Erde liegen – alles wäre möglich.

Die natürlichen Helfer sind die Bäume, das Wasser, die Erde, das Feuer und die Tiere. Ihr könntet die innere Starre zum Fließen bringen, euch vom Wind durchpusten lassen und mit Wassersprudeln euren Herzschmerz rausspülen. Oder doch lieber Feuer machen? Damit die alten Muster in Rauch aufgehen und neue Paarlebendigkeit entstehen kann. Alles brennt – und für diese Vision brenne ich!

Achtung: Veränderung ist ab sofort und jeder Zeit möglich, auch in der Partnerschaft. Und die Kinder merken das sofort – sie kommen dorthin, wo Spaß, Freude und Spiel ist.


**ESSENZ**
· Männergefühle brauchen ihren Raum.
· Raus aus der Routine und einfach mal anders machen.
· Neue Leichtigkeit über die Natur finden.

**29**

AB GEHT'S IN DIE TIEFE,
BIS ZUM SEELENGRUND.
EINE REISE IN DIE STILLE,
UND DOCH BERÜHRT SIE
DURCH IHREN KLANG.

# Der Klang der Seele ruft: Wunschbaby

Stille.

Ich entführe dich in die Klangwelt und bitte ohne Handy, Radio und TV. Vielleicht denkst du, dass ich völlig von selbst in meiner Mitte bin und das «Om» mein ständiges Mantra ist. Stimmt nicht! Ich meditiere täglich, und trotzdem zappeln in mir gerne ruhelose Gedanken.

Die Kinderseelen sind mein Spiegel, denn, wenn ich zu laut unterwegs bin, dann höre ich sie nicht und ihre Welt bleibt mir verschlossen. Eine Herausforderung, trotz der vielfältigen Informationskanäle immer wieder leise zu sein.

Zur Erinnerung: Über den Atem kommst du zur Ruhe. Wenn du dich mit deinem Atemfluss verbindest, in den inneren Raum eintauchst, wirst du automatisch gelassener und bist wieder bei dir.

Die Geräuschkulisse des Alltags gehört zum Leben dazu, nur manchmal tut es einfach gut, hinauszugehen und in der Stille zu versinken. Warum sonst entscheiden sich immer mehr Menschen für eine Schweige- und Meditationszeit in einem Kloster?

Es ist ein mutiger Schritt, sich selbst neu zu begegnen. Denn oft reden wir, um die Leere nicht spüren zu müssen. Wer bin ich, wenn ich mit mir allein bin und schweige? Wie tief falle ich, wenn ich in die Lautlosigkeit eintauche oder verschlingt sie mich wie ein Monster?

Sanfte Stimmen aus dem Himmel und der Lärm auf der Erde – größer kann der Kontrast gar nicht sein. Trotz modernster Technik gibt es für das Kommunikationsproblem zwischen Menschen und Kinderseelen noch keine Lösung. Ich glaube an den Klang der Seelen, und bin überzeugt davon, dass Kinder und Eltern leichter zusammenfinden, wenn wir lernen, unseren feinen Gehörsinn zu schulen. Laute Töne zu hören ist kein Problem, aber die Klänge einer Kinderseele zu verstehen, die rein akustisch gar keinen Ton von sich geben kann, da schaltet sich der Verstand ein – das geht doch gar nicht, oder?

Und schon wieder braucht es das Herz! Im Herzen entdeckst du eine Seite, die dir den Zugang zu einem neuen Raum verschafft, der lautlos, hell und göttlich ist und nachdem du dich oftmals sehnst, wenn von überall Stimmengewirr und Geräusche auf dich einprasseln und dich immer weiter von deinem Fühlen wegbringen.

In der Stille deines Herzens triffst du dich in einer Intensität, wie es sonst nicht möglich ist. Du fühlst Dinge, die dir bisher unvorstellbar waren. Ich kenne Menschen, die müssen ständig das Radio anhaben, weil sie die Ruhe nicht ertragen können. Paare, die häufig Besuch haben, unterwegs sind, weil sie sich in einer stillen Zweisamkeit nicht begegnen können.

Ist das ein Weglaufen vor sich selber?

Mein Mann und ich kennen uns viele Jahre und ich dachte, dass wir alles voneinander wissen. Und dann gab es doch etwas, das mich überraschte. Unser Seelenklang – den kannten wir nicht. Nackt gesehen hatten wir uns schon unzählige Male, aber jetzt ging es eine Schicht weiter. Meinen Klang vor ihm auszubreiten, komplett hüllenlos zu sein, das hat mich anfangs verwirrt. Gleichzeitig kamen mir Tränen vor Rührung, weil mich noch nie jemand so, in der Tiefe meiner Seele, gesehen hat.

Eine Begegnung, die ich dir zum Nachmachen empfehle, doch braucht sie auch wirklich die Sehnsucht, dem Anderen auf dieser Ebene begegnen zu wollen. «Hallo Schatz, ich habe hier eine Übung für den Kinderwunsch, können wir die mal schnell machen», das klappt nicht! Daher lasse den Wunsch nach einem Seelenklang-Treffen in dir wachsen und finde den richtigen Zeitpunkt für dich und deinen Mann.

Es gibt einen herzberührenden Film «Klang des Herzens», wo ein Waisenjunge über viele Jahre darauf vertraut, dass die Musik ihn seine Eltern finden lässt, auch wenn sie tausende Kilometer voneinander entfernt sind. Natürlich mit einem Happy End...

Genauso wünschen sich die Kinderseelen, dass sie von ihren Eltern gefunden werden, und schicken immer wieder ihre Klänge auf die Erde.

Du kannst sie hören – ich weiß das! Das Einzige, was du brauchst, ist Vertrauen, dass es funktioniert. Schau, wo du zur Ruhe kommst, am besten an einem Platz in der Natur und dann höre ihr zu. Lass dich von ihrer Musik berühren und stell dir vor, dass du dich wie eine Blume öffnest, die Klänge auffängst. Auch das ist keine Übung mit strenger Disziplin, sondern sie ist vielmehr ein Spiel mit dem Klang.

Manchmal werde ich von den Kinderseelen gerufen... Dann packe ich meine Sachen und gehe auf Reisen.
Warum? Ich schaue mir ihr zukünftiges Zuhause an, denn das kann mir erzählen, was die Seele hindert, nach Hause zu kommen.

Offiziell heißt mein Auftrag: Feng Shui, aber es ist viel mehr. Die Kinderseele begleitet mich energetisch und erzählt mir, was sie sich wünscht. Ich weiß, es braucht das Vertrauen der zukünftigen Eltern, mir die Türen ihres Hauses zu öffnen, weil ich damit ein Stück in ihr Leben eintauche. Das ist so ähnlich wie mit dem Seelenklang: Ich komme ganz nahe, berühre eigentlich nur die äußeren Räume, und doch gehe ich viel tiefer.

Tatsache ist, dass bei einem lang anhaltenden Kinderwunsch der Frust, die Schwere und die Traurigkeit in den Räumen festsitzen. Und auch die schönsten Villen können Leere und Leblosigkeit ausstrahlen. Kurz habe ich im Kapitel «Zwei im gleichen Boot» über den Zusammenhang zwischen Haus und Kinderwunsch gesprochen. Jetzt möchte ich dich es fühlen lassen.

Ich durchwandere das Haus, verbunden mit der Kinderseele, und tauche ein in die Energie des Hauses. Alles, was ich tue, passiert in Verbindung mit der Seele. Natürlich führen wir keine lauten Gespräche, sondern ich bin wie angedockt an ihre Schwingung und übersetze das Gefühlte in Worte. Für die Eltern einfach verständlich und sofort umsetzbar – Freude zieht ein!

Und jetzt erzählt eine Kinderseele:
Ich sehe keine Blumen, das ist schade. Ich mag's gerne bunt. Der Esstisch ist schön, ist denn schon ein Platz für mich freigehalten? Einfach das Gefühl haben, ich sitze schon in der Mitte meiner Eltern und der Platz ist immer für mich reserviert. Oh, das wäre schön!

In allen Räumen hat sich grauer Nebel ausgebreitet. Bitte mache die Fenster auf, lass Luft rein und fang an zu putzen. Nicht die Möbel, sondern die Raumenergie – sie ist schwer. Und zwar mit Wasser, das bringt wieder Leben in die Bude.

Das Wohnzimmer braucht Platz zum Spielen, aber hier wird nicht gespielt. Kein Platz für Farben und lustige Ideen. Ich höre keine Musik, wird hier denn nicht getanzt?

Die Küche ist ein Raum, den ich liebe. Hier kann ich Süßes naschen und Kuchenduft riechen. Ich möchte satt sein von vielen leckeren Dingen, satt sein von Liebe. Ich mag es, auf der Küchentheke zu sitzen und die Beine baumeln zu lassen.

Ich möchte ganz kurz in mein zukünftiges Zimmer schauen. Puh, das ist ja ein Abstellraum, der nicht beachtet wird. Ich möchte es schön haben, und zwar jetzt schon. Und wenn ab und zu jemand in meinem Zimmer vorbeikommt, mag ich das sehr! Dann noch etwas: Im Keller habe ich Angst, dort ist es dunkel, kalt und unheimlich. Bitte entsorge das, was mir Angst macht, damit ich mich nicht mehr fürchten brauche.

Jetzt möchte ich raus: Ich liebe den Garten, hier habe ich Spaß, aber außer mir hat den wohl keiner. Barfuß auf dem Rasen laufen, bei Mondlicht Feuer machen, im Liegestuhl die Sternschnuppen zählen – das ist doch wunderbar. Wasser macht Spaß! Mit dem Wasserschlauch spritzen, im Regen tanzen und im Wasser platschen, da bin ich dabei. Und zum Schluss ausruhen in der Hängematte, eingewickelt in ein Handtuch und mit ganz viel Liebe...

Wo berührt dich die Erzählung der Kinderseele?

Auch wenn die Kindersicht ganz und gar nicht in dein Leben passt, es gibt bestimmt Punkte, die dich wach kitzeln. Wenn du nur einen nimmst, dann bist du auf dem besten Weg.

Angenommen, du merkst, dass ihr als Paar ganz schön festgefahren in eurem Alltagstrott seid, dann macht doch etwas Verrücktes! Du weißt, dass im zukünftigen Kinderzimmer keine bunten Bilder hängen und dort keinerlei Freude ist. Dann verändere etwas! Du weißt, dass Kochen mehr als eine Pflichtübung, nämlich das Verwöhnen der Seele ist. Dann fange an zu genießen!

**Merkst du was?**

Kinderwunsch heißt Veränderung im Innen und Außen, nur ganz anders, als du bisher gedacht hast. Mit Freude, wieder Kind sein und sprudeln vor Lebendigkeit.

Überall, wo du bist ...


**ESSENZ**
· Nimm dir Zeit für Stille.
· Der Herzklang ruft die Kinderseele.
· Überall darf Freude klingen.

GLÜCK LIEGT AUF DER STRAßE.
OH, NEIN!
ES HAT SICH VERSTECKT,
IST WEGGELAUFEN.
ICH RENNE HINTERHER,
ABER ES ENTSCHWINDET.
HILFE, GLÜCK, WO BIST DU?

# Glücklich warten

Ungeduld. Die kenne ich gut.
Als Geburtsbegleiterin sind mir Geburtsprozesse vertraut und ich weiß, dass sie ihre Zeit brauchen. Doch mein Ego versucht gerne, auch mich zu überlisten, immer wieder. Wartezeit ist eine Reifezeit, plötzlich ist sie da, dann platzen die prallen Knospen, Obst schmeckt zuckersüß und die Worte tanzen auf dem Papier.

Du wartest auf dein Baby, hast gerade keine Ahnung, wie lange es noch dauern wird, und bist mittendrin in der Warteschleife. Ich sehe deine Flügel flattern, doch der Warteraum hält dich gefangen, er mag dich einfach nicht freilassen. Die Gedanken im Kopf schwirren durcheinander und sprechen zu dir: «Tu etwas, du kannst doch nicht tatenlos zusehen. Nur mit Anstrengung erreichst du dein Ziel.»

Richtig! Warten ist eine leere Zeit, wenn du nicht bewusst mit ihr umgehst. Du spürst keine Bewegung mehr im Leben und bist machtlos. Ein Stau auf der Autobahn ist ähnlich, wenn sich nichts mehr von der Stelle rührt und der Zeitstress um die Ecke kommt – werde ich es noch rechtzeitig zum Termin schaffen?

Vielleicht ist dein gestecktes Ziel «schwanger bis 40»? Das ist die magische Schallmauer bei vielen Frauen: Die Zeit beginnt zu rennen und dann doch wieder nicht, weil du wartest, 39, 40, 41... Die Folgen kennst du: Unzufriedenheit auf ganzer Linie.

Stell dir vor die Kinderseele würde Folgendes sagen: «Liebe Mama, bitte vertraue mir, ich komme zu dir. Könnte allerdings sein, dass es noch drei Jahre dauert, bis ich bei dir bin. Jede Sekunde, jede Minute, jeder Tag bringt uns näher zusammen. Wir können uns schon jetzt täglich treffen. Weißt du wie? Schicke mir Liebe und sie kommt über die Lichtwellen zu mir. Dann kann auch ich dir mein Licht schicken und wir verbinden uns – freudige Lichtfunken werden entstehen.»

Wie würdest du reagieren? Entweder du schreist entsetzt auf und möchtest auf keinen Fall solange warten. Denn dein Kinderplan sieht anders aus und von dem möchtest du auf keinen Fall abweichen. Oder du lächelst nach dem ersten Schrecken, und Ruhe durchströmt dich. Auf einmal ist Vertrauen da, und die Wartezeit wird zu einer goldenen Zeit mit einem Spritzer von Gelassenheit. Einfach glücklich sein – ist das möglich?

Irgendwann als Kind ist in mir die Wahrheit entstanden: alle anderen haben Glück, nur ich nicht. Und wenn ich es haben möchte, dann muss ich etwas dafür leisten. Glücklich bin ich, wenn ich Erfolg habe.

Meine innere Stimme ermahnte mich: «Streng dich an, dann gehörst du vielleicht irgendwann dazu.» Als stilles, schüchternes Mädchen bin ich übersehen worden, im Völkerball als eine der Letzten gewählt worden und mit meinen kurzen Haaren konnte ich die Jungs nicht begeistern.

Gott ist für mein Glück zuständig, das war meine Vorstellung. Eindeutig hatte er mich vergessen. Wirkliche Glücksgefühle waren rar in meinem Leben, und das änderte sich auch später nicht. Ich war eben eine Pechmarie. Mir war klar, dass Glück im Außen stattfindet und ich keinen Anteil daran hatte. Und ich habe es wie verrückt gesucht, in allem: Männer, Drogen, Essen, Geld und in meinem Wunschkind.

Ich könnte dir eine lange Liste mit Tipps zum Glücklich sein schreiben, aber was nützt sie dir, wenn du Glück nicht fühlen kannst? Ich vergleiche das gerne mit einer Wurzelbehandlung beim Zahnarzt: Der Ursprungsschmerz will erst mal behandelt werden, was schmerzhaft sein kann, aber danach kann der Heilungsprozess einsetzen. Daher möchte ich, dass du Glück aus einer neuen Perspektive anschaust.

**ÜBUNG**

Nimm dir Zeit, setze dich an einen ruhigen Ort und höre ihm zu. Versuche, 15 Minuten lang ein Gespräch mit dem Glück zu führen, lege dir Papier bereit und fange an zu schreiben.

Du darfst schimpfen, fluchen, lieben, weinen – wirklich alles! Ich empfehle dir, diese Übung immer wieder zu machen. Gerade in Phasen des Unglücklich seins.

Zur Inspiration:
Welche Farbe hat es?
Welche Form siehst du?
Wie fühlt es sich aktuell?
Was möchte es dir erzählen?

Und jetzt verrate ich dir noch eine Turbofrage.
Sie heißt: Was kann ich für dich tun?

Glück, du hast mir viel erzählt, aber was kann ich für dich tun? Das Glück könnte antworten: «Nimm mich in den Arm, male mir ein Bild oder gehe mit mir Eis essen…» Diese Frage kannst du auch anderen Gefühlen stellen: «Traurigkeit, du bist gerade in mein Leben eingezogen, was kann ich für dich tun?» Sie könnte antworten «Ja, ich bin da und du darfst weinen, alle Tränen dürfen raus und sie machen dich frei.»

Dieser neue Blickwinkel, wie du ein Gefühl, eine Sache oder einen Wunsch anschaust, macht es möglich, dein Leben in eine ganz neue Bahn zu lenken.

Indem du alles wertschätzt in deinem Leben, egal, was es ist, können sich innere Dramen ganz leicht auflösen.

Möglich wäre, dass dein Glücksbarometer radikal nach oben ausschlägt. Dein Wunschbaby ist ab sofort nicht mehr verantwortlich für dein Glück und eine große Last kann abfallen. Vor meinen Augen sehe ich förmlich die Freude der Kinderseele, die nun ohne Druck entscheiden kann, wann sie nach Hause kommt.

Mein jahrelanges Suchen hat eine Zauberformel in meinem Herzen wachsen lassen und die lautet:

Selbstliebe + Dankbarkeit = Glück

Das Lied HAPPY von Pharrell Williams hatte ich beim Schreiben die ganze Zeit im Ohr. Warum ist dieses Lied ein Welthit geworden und hat jeden begeistert mitsingen lassen? Wir wünschen uns doch alle Freude und Leichtigkeit, sehnen uns danach, einfach glücklich zu sein. Daher beginne jetzt!

**ESSENZ**
· Dein Glück machst du selber.
· Glück ist nicht planbar.
· Be happy!

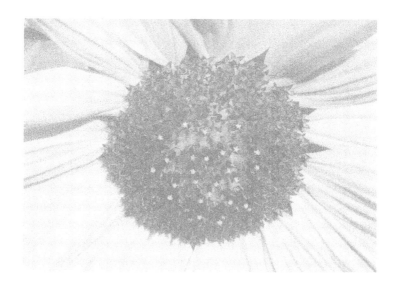

# 31 Und wie weiter?

Ich wünsche mir glückliche Frauen! Strahlende Frauen, in Frieden mit ihrem Körper und das Herz geöffnet für die Seelenwelt. Du bist mir bis hierhin gefolgt und du weißt nun, dass ein glückliches und erfülltes Leben kein Traum bleiben muss. Du darfst genießen mit allen Sinnen und dann staunen, womit du beschenkt wirst. Und ein wichtiges Wort, um es mitzunehmen: Vertrauen, und zwar in deinen Körper, ins Leben, in die Liebe und in dich!

Und zum Abschluss nochmal ein Slam für dich.

## Freude

Pink ≈ schreit ≈ schaue mich an ≈ hier bin ich ≈ laut ≈ knallig ≈ springe ich ≈ ins Leben ≈ keine Rücksicht ≈ bin einfach da ≈ tanze auf dem Tisch ≈ ist mir egal ≈ rote Lippen ≈ schreien ≈ wonach ≈ nach dem Leben ≈ leben intensiv ≈ Minirock ≈ Stöckelschuhe ≈ aus damit ≈ barfuß ins Gras ≈ kitzelnde Füße ≈ Frösche quaken ≈ das Liebeslied ≈ für mich ≈ nicht wahr ≈ keiner liebt mich ≈ ich auch nicht ≈ haue lieber ab ≈ in mein Schneckenhaus ≈ das tust du nicht ≈ ich spritz dich nass ≈ das ist kalt ≈ stell dich nicht an ≈ komm rein ≈ ins Wasser ≈ wirf alles weg ≈ zieh dich aus ≈ sei nur du ≈ ganz echt ≈ ganz und gar ≈ das Wasser ≈ prickelt ≈ in mir ≈ Wassersprudeln ≈ Champagner ≈ ganz klar ≈ Freudenspritzer ≈ gehen ganz tief ≈ ins Herz ≈ werde verrückt ≈ macht leicht ≈ Übermut ≈ ich schreie ≈ vor Glück ≈ ich schwimme ≈ schön ≈ wie ein Schwan ≈ ich treibe ≈ ganz ruhig ≈ weine leise ≈ schwerelos ≈ kein Gewicht ≈ alles verloren ≈ doch reich und voll ≈ mit Freude ≈ ich lache ≈ immer mehr ≈ ich liebe ≈ komplett ≈ Maß ist voll ≈ überall ≈ weit und breit ≈ Liebe aus Freude ≈ Freude aus Liebe ≈ himmlisch schön.

# Empfehlungen

Auf den nächsten Seiten wirst du Empfehlungen von Kinderwunschberaterinnen finden, die dich mit alternativen Methoden in der Kinderwunschzeit unterstützen können.

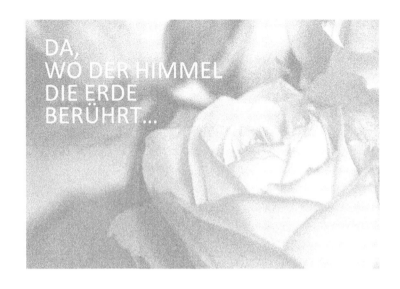

# DA, WO DER HIMMEL DIE ERDE BERÜHRT...

>> *Schon sehr früh in meiner Kindheit wusste ich, dass ich später sehr gerne eigene Kinder haben möchte. Der Bezug zu der Kinderwelt war mir schon immer sehr vertraut. Eine Ebene wo ich direkten Kontakt zur Seele des Kindes und ihren Eltern aufnehmen kann. Das gesamte Wissen wurde nach meiner vierten Schwangerschaft wieder erweckt.*

*Ich bin Mama einer Tochter (2012) und dreifache Sternenmama. Ich erlebte drei Fehlgeburten. Diese vier Kinderseelen holen mein ganzes Wissen vom Himmel zurück auf die Erde und sie helfen mir, eine neue Begleitung von Kindern in die Welt zu bringen.*

*Larissa Riner-Fessler*
*www.earth-fire.ch*

## BEGLEITUNG VON KINDERSEELEN UND IHREN ELTERN

Kinderwunsch, Schwangerschaft, Geburt, Wochenbett, Fehlgeburt, Eltern-Sein, Seelengespräche

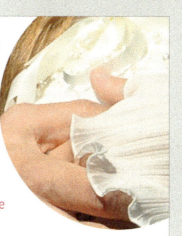

*Da, wo der Himmel die Erde berührt.*

*Das Kind in seinem Wesen erkennen und die feinen, leisen Botschaften seiner Seele hören.*

*Jede Kinderseele bringt Geschenke mit.*

*Von Herz zu Herz, von Seele zu Seele.*

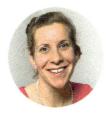

**Larissa Riner** ist verheiratet, Mami einer Tochter, spirituelle Beraterin und leitet mit ihrem Ehemann das Lichtzentrum Earth-Fire in Luzern.

Kontakt:
earth-fire
Lichtzentrum Luzern

Larissa Riner-Fessler
Mühlemattstrasse 16
CH-6004 Luzern

+41 79 280 66 79
info@earth-fire.ch
www.earth-fire.ch

SCHWEIZ

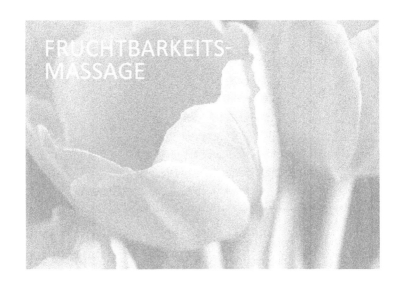

# FRUCHTBARKEITS-MASSAGE

>> *Die Fruchtbarkeitsmassage und die Therapeutische Frauenmassage sind wunderbare, heilsame und wärmende Massagen, um in die weibliche Mitte zu kommen. Besonders in der Kinderwunschzeit sind sie sehr zu empfehlen.
Oft sind die Frauen erstaunt über die sanften Berührungen, die doch so tiefgehen.*

*Mittlerweile gibt es Therapeutinnen, bundesweit und in den angrenzenden Nachbarländern, die mit dieser Massageform große Erfolge erzielen.*

*www.die-fruchtbarkeitsmassage.de
www.therapeutischefrauenmassage.de*

## Heike Präuer
Kinderwunschcoach und Heilpraktikerin

Heike Präuer sieht sich als Schnittstelle zwischen dem Paar, das sich ein Kind wünscht und dem betreuenden Arzt, bzw. der Kinderwunschklinik. Zu ihrem Angebot gehören die Fruchtbarkeitsmassage, Mikronährstoffberatung und Autogenes Training mit Klangschalen.

Mit sanfter Hilfe, Entspannung und Balance zum Ziel. Gerade die Entspannung und die gute Durchblutung sind in der Kinderwunschzeit wichtige Faktoren.

Tel. 0711/518 985 96
**www.hp-kinderwunsch-coaching.de**

## Anette Heimsch
Gesundheitspraktikerin (BfG)

Ein Schwerpunkt von Anette Heimsch, Mutter von 4 Kindern, ist die Begleitung von Frauen mit Kinderwunsch. Zu ihrem Angebot gehört die Fruchtbarkeits- und Brustmassage sowie Yoga für Fruchtbarkeit, SHIATSU i.W., Progressive Muskelentspannung und viel Raum für Gespräche.

**GesundheitsRaum**
Anette Heimsch
70734 Fellbach
Tel. 0176 51 40 75 04
**www.anette-heimsch.yoline.de**

## Ania Diamantis-Glanzmann
Kinderwunschtherapeutin

Ania Diamantis- Glanzmann begleitet Frauen und Paare auf ihrem Weg zum Wunschkind. Vor Jahren war sie selbst ungewollt kinderlos und ist heute, dank der modernen Fortpflanzungsmedizin, glückliche Mutter von Zwillingen. Ihr Angebot basiert auf der Fruchtbarkeitsmassage nach Birgit Zart®, der Metamorphose-Massage, Gesprächstherapie sowie den Grundlagen der systemischen Therapie.

Tel. +41 79 701 01 56
**www.angeloudaki.ch**

 *Es gibt keinen Weg zum Glück.*
*Glücklich-sein ist der Weg.*

*Buddha*

## Cornelia Vollmar
Heilpraktikerin
Akupunktur & Chinesische Medizin

Cornelia Vollmar unterstützt Frauen und Männer auf dem Weg zum Wunschkind. Für eine natürliche Empfängnis, im Rahmen einer assistierten Befruchtung und während der Schwangerschaft.

  50968 Köln-Bayenthal
Tel. 0221 / 788 68 33
www.akupunktur-tcm.koeln

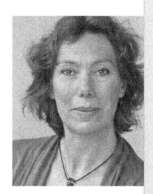

## CD „Willkommen Baby."
Das Leben liebevoll empfangen und genießen.

Eine Meditation für Frauen mit Kinderwunsch.
Sie hilft, sich auf eine Schwangerschaft einzustimmen, zu entspannen, hinderliche Glaubensmuster loszulassen und sich vorzustellen, Mama zu sein.
Sie leitet an, Freundschaft mit dem Körper zu schließen und schon jetzt den Dialog mit dem Baby aufzunehmen.

**Manuela Riege-Schmickler**
Kinderwunsch-Coach

www.kinderwunschkinder.de
mrs@kinderwunschkinder.de

kinderwunschkinder

## Nicole Regli
Kinderwunschcoach

Nicole Regli begleitet seit Jahren Paare mit unerfülltem Kinderwunsch. Sie weiß um den Frust und die Blockaden, an denen Frauen und Männer leiden. Als Kinderwunsch Coach und Ausbildnerin, begleitet und unterstützt sie durch die Kinderwunschzeit bis zur Schwangerschaft und Geburt.

Ehrlich, herzhaft und fundiert.
**www.kinderwunsch-reisen.ch**

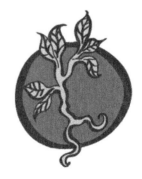

SCHWEIZ

> *Liebe ist der Grund dafür, dass du hier bist.*
> *Liebe hat dich ins Leben gerufen.*
> *Liebe begleitet dich,*
> *heilt dich und schenkt dir Raum,*
> *du selbst zu sein.*
> *Wenn Liebe mit der mächtigen*
> *Schöpfungskraft, dem inneren Feuer,*
> *verbunden ist, wird möglich,*
> *was du in deinem Herzen träumst.*

*Sita Kleinert*

## SITA KLEINERT

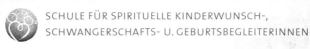

SCHULE FÜR SPIRITUELLE KINDERWUNSCH-,
SCHWANGERSCHAFTS- U. GEBURTSBEGLEITERINNEN

AUSBILDUNG ODER BEGLEITUNG: **www.sitakleinert.com**

SPIRITUELLE SCHWANGERSCHAFTS- UND GEBURTSBEGLEITERINNEN /
KINDERWUNSCHBEGLEITUNG: **ww.spirituellegeburtsbegleitung.com**

Individuelle Retreats, Ausbildung, Beratung und Begleitung sind Teil des Angebots.

---

## Spirituelle Geburtsbegleiterinnen

Deutschland:

| | |
|---|---|
| Lana Lunemann | www.lana-lunemann.de |
| Silana Devi E. Bayer | www.seelenkern.de |
| Serene Sigrun Schönfelder | www.serene-schönfelder.de |

Schweiz:

| | |
|---|---|
| Arweniel Hürlimann | www.arweniel.ch |
| Monika Maccioni-Meier | www.anaya.ch |

---

## Kyra Murk

Heilwissen · Beratung · Coaching

Schwerpunkt: Energetisches Feng Shui
in Wohn-und Geschäftsräumen

Mechernicherstraße 12
53894 Mechernich-Breitenbenden
Tel. 02443/8262
info@kyra-murk.de

**www.kyra-murk.de**

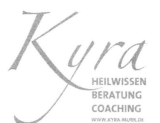

# Buch-Inspirationen

**Bach Richard**  Die Möwe Jonathan. Ullstein, 2008

**Betz Robert**  Willkommen im Reich der Fülle. Heyne, 2007

**Ende Michael**  Momo. Thienemann-Esslinger Verlag, 2013

**Engelmann Julia**  Eines Tages, Baby. Goldmann, 2014

**Franckh Pierre**  Einfach glücklich sein!: 7 Schlüssel zur Leichtigkeit des Seins. Goldmann, 2015

**Fynn**  Hallo, Mister Gott, hier spricht Anna. Fischer, 2000

**Hanh Thich Nhat**  Frei sein, wo immer du bist. Theseus, 2000

**Kingston Karin**  Feng Shui gegen das Gerümpel des Alltags. Rowohlt, 2007

**Madejsky Margret**  Das alternative Kinderwunschbuch: Die besten Naturheilkonzepte für die Fruchtbarkeit. Arkana, 2015

**Masaru Emoto**  Wasserkristalle. Koha, 2001

**Ohlig Adelheid**  Luna-Yoga: Der sanfte Weg zu Fruchtbarkeit und Lebenskraft, Goldmann Verlag, 1991

**Pröll Gabriele**  Die «glückliche» Gebärmutter. Diametric Verlag, 2013

**Sendker Jan-Philipp**  Das Herzenhören. Heyne, 2012

**Täubner Claudia**  Lichtgespenster: Wie Träume dir deinen Weg weisen am Beispiel des Burnouts. TWENTYSIX, 2016

**Zart Birgit**  Die Fruchtbarkeitsmassage. Der sanfte Weg zur Empfängnis. Irisiana, 2013

**Zurhorst Eva-Maria**  Liebe dich selbst und es ist egal, wen du heiratest. Goldmann, 2009

# DANKE!

Wirklich – mein Buch war wie eine Schwangerschaft. Genau 9 Monate habe ich jeden Tag geschrieben und mit großer Freude zugeschaut, wie mein Baby anfing zu wachsen.

An dieser Stelle möchte mich bei all meinen Crowdfunding-Unterstützern bedanken. Ihr habt es möglich gemacht, dass «Freudensprung» in dieser Form erscheinen konnte.

**Danke** RaNam – du warst immer für mich da...
bei Zweifeln, Schreibblockaden, Schokoladenheißhunger, Glückstaumel und Freudentränen.

**Danke** Lina und Mik – nur mit euch konnte ich überhaupt meine Geschichte schreiben.

Genau im richtigen Moment tauchten sie auf:
meine liebevollen Begleiter.

**Danke** Sita Kleinert – dein Retreat war der Startschuss zum Schreiben. Zweifel gab es ab da nicht mehr.

**Danke** Irka Schmuck – mit dir kommen meine Worte in einen lebendigen Fluss.

**Danke** Nicole Regli – für den wertvollen und freudigen Austausch unter Kolleginnen.

**Danke** Camra Lax – du zeigst mir den roten Faden und sorgst für Klarheit.

**Danke** Kirm Stentenbach – deine Blütensalze bringen die Farbe in meine Worte.

**Danke** Veit Lindau – durch Zufall bin ich in deiner genialen Schreibglückgruppe gelandet.

**Danke** Susanne Sperlich – du kannst zaubern... klar und inspirierend hast du mich mit deinem Lektorat begleitet.

**Danke** Karin Frauenfelder – mit dir geht's leicht, du hast mein Buch in Form gebracht, genauso, wie ich es mir vorgestellt habe.

**Danke** Ulrike Hirsch – deine Zeichnungen lächeln mich mit Kinderaugen an.

**Danke** Tanja Rörsch – Ideen hast du immer, und die Umsetzung mit dir macht Freude.

**Danke** liebe Leserin, lieber Leser – erst Du bringst mein Buch ins Leben.

Veranstaltungen von

*Namiah Bauer*

Namiah Bauer bietet Ausbildungen, Seminare, Fruchtbarkeitstage und Kinderwunsch-Retreats an.

Einzelberatungen sind über Skype oder vor Ort möglich.

Sie möchten Namiah Bauer für ein Seminar oder eine Lesung buchen?

Kontaktmöglichkeiten und aktuelle Termine finden Sie unter:

**www.namiahbauer.de**

Sie wünschen sich, über Termine und Tipps rund um das Thema Kinderwunsch und Weiblichkeit per E-Mail informiert zu werden?

Dann tragen Sie sich bitte auf der Website mit Ihrem Namen ein.

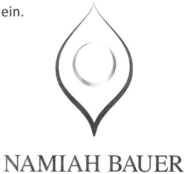

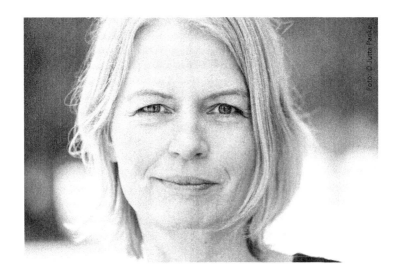

Namiah Bauer, 1966 in Köln geboren, machte einst Karriere in der Modebranche und führte ein Leben auf der Überholspur. Doch sie war nicht glücklich. Erst mit ihren beiden Kindern zog Ruhe und Glück in ihr Leben ein. Gleichzeitig erlebte sie tiefe Trauer, als sich der Wunsch nach einem 3. Kind nicht erfüllte.

Ihr Weg zum Wunschkind wurde zur Passion:
Heute arbeitet sie mit Hingabe als Kinderwunschberaterin und hilft Frauen mit Kinderwunsch dabei, dass die Sehnsucht nach einem Kind nicht länger unerfüllt bleibt.

Namiah Bauer lebt mit ihrer Familie in der Nähe von Aachen auf einem Hof mitten in der Natur, wo auch ihre Kinderwunschseminare stattfinden.

**www.namiahbauer.de**